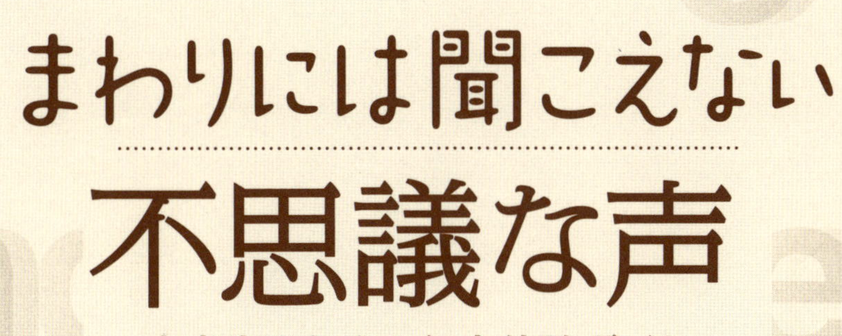

まわりには聞こえない 不思議な声

中高生のための幻声体験ガイド

Young People Hearing Voices

What you need to know and what you can do

Sandra Escher
サンドラ・エッシャー
Marius Romme
マリウス・ローム
著

Junichi Fujita
藤田純一
監訳

日本評論社

はじめに

不思議な声が聞こえてきた経験はないですか。自分の中から聞こえてきたり、あるいはどこともわからないところから聞こえてきたり。その声に従うかどうか迷ったことは？

他の人には明らかに聞こえてないけれど、自分にだけ聞こえる、そんな声を体験するのは、実はわりとありふれた出来事です。子ども時代にそんな経験をする人が案外多いことが、さまざまな研究からわかっています。

けれども、声がはじめて聞こえたとき、どうしたらいいのかを教えてくれるところはあまりありません。ネットもそれほど役には立たないようです。気になって調べてみても、「幻聴」という何かものものしい言葉で、深刻な心の病気であるような説明を加えているところしか見つからなかったのではないでしょうか。今からすぐ病院へ行って薬を飲まなければとか、副作用がとか、人間らしさを喪ってしまうとか……そんな恐ろしげな言葉ばかりで、周囲の大人に相談するのを止めてしまった人もいるかもしれませんね。

この本は、そんな人に向けて書かれたものです。大人になる前に不思議な声を体験する人は少なくないこと、健康的なものから治療の相談をしたほうがいいものまでいろいろであることを、何人かの子どもたちの例をあげて説明しています（ついでに、子どもから声が聞こえると相談された周囲の大人がどうしたらいいのかについても書いてあります)。

詳しくは本文を読んでもらいたいのですが、声を恐れて、誰にも相談せずに躍起になって声を消そうとするのが、いちばんよくないのです。

声が聞こえることを受け入れて、周囲に理解してもらい、心を落ち着かせることができれば、声と上手につきあっていけます。うまくいけば声が消えてしまうこともあります。この本は、そうした落ち着きを取り戻すお手伝いをしてくれるはずです。

なかには精神科のお医者さんに対する厳しい言葉も出てきます。霊能力者にたよった、お医者さんによらない治療法でよくなったという例も載せています。医者の支援が必要な場合もあれば、それ以外の方法で自然とよくなる場合もあるのです。

声が聞こえる子ども本人と家族がどうやって声に対応したのか、それをまず知ってもらいたいと思います。そうしていろんな情報を得て少しでも安心してもらうこと、それがいちばん大切なのです。

もしかすると自分の経験とぴったり合うような話がないかもしれません。それでも、自分の経験を考えるヒントになるような話がいくつかあるはずです。

日本の精神科では、こうした声が聞こえる体験を「幻聴」と呼んできました。でも、こうした体験のすべてが病気というわけではありません。なので、この本ではなるべくそうした言葉を使わないようにしています。

あなたとまわりの大人たちがうまい対処法を見つけて、苦しみから早く解放されることを願っています。心が楽になれば、声が聞こえてくることもきっと減っていくことでしょう。

藤田純一

Young People Hearing Voices

もくじ

声を体験した子たちの物語

ご家族のみなさんへ

付 録

声について理解しよう

Young People Hearing Voices

What you need to know and what you can do

1

声が聞こえるってどういうこと?

まわりには聞こえていない声が自分にだけ聞こえる不思議な体験をすることがあります。これは実際にはどんな体験なのでしょうか。少し心あたりのある人は、これまでにひとつもしくはいくつかの声が「○○ちゃん」と名前を呼んでくるとか、「今何をしているの？」「そんなことをしちゃだめ」「よくやった」なんて話しかけられた体験があるかもしれません。それは、短い言葉で、あなた以外の声で、まわりに誰もいないのにもかかわらず聞こえてきます。でも、どうしてその声が自分の声でないと言えるのでしょう？　声を体験している子たちは、私たちの調査にこのように答えています。

ロジャー「自分だったらあんな馬鹿げたことは言わないから、あれは絶対自分とは違う誰かの声だよ」
ミア「２つの声が聞こえるの。自分だったら２つの声は出せないでしょ」
ネル「私は女の子よ。でも聞こえてきているのは男の人の声なの」

声は必ずしも耳から聞こえてくるわけではありません。いろいろなかたちで聞こえてきます。たとえば、頭の中に声の主がいて、声が聞こえてくるかもしれません。あるいは、自分の外に声の主がいて、耳から声が聞こえてくるかもしれません。聞こえてくるのはおなかから、胸の中からという人だっています。声の質も、はっきりしたものもあれば、誰にも聞こえそうにないささやき声の場合もあるのです。ここでさらに2人の体験を紹介しましょう。

フランチェスカ「声は自分の頭の上からどこからともなくやってくるの」「そのあと自分の耳から自分の中に入ってくるわ」「とても近くで聞こえるときもあれば、ラジオやテレビから聞こえるときもある」「たまに出てくる幽霊がしゃべることもあるの」「だから、声は自分の中で聞こえるものではないの」「みんなは私みたいな経験をしてないって言うけど、本当は私と同じことを感じているに違いないわ」

ソフィー「はじめて声に気づいたときは、たしか壁か窓から聞こえてきたんです」「ずいぶん遠くから聞こえてくる感じでした」「でも今は自分の頭の中で聞こえます」「自分の心が動揺するたびに、気になったことが声にかわって、心の中で繰り返されるんです」

どんな体験なのか

声にまつわる体験は人によってさまざまですが、調査ではいくつか共通点が見つかりました。たいていの声は5つよりも少なく、夕方から夜にかけて聞こえます。もちろん、すべてがそうではなく、日中に聞こえる子もいます。自分の頭の中で聞こえている場合が多いようです。声の質や調子はいろいろで、怒鳴り声もあれば、ささやき声や、穏やかな声もあります。男の人の声、女の人の声、子どもの声、大人の声、親しげな声、不愉快な声、怒った声、優しい声、意地悪な声もあります。声の主は幽霊や精霊のときもあれば、かわいい動物、コンピューター、エイリアン、身近な家族や学校の先生のときもあります。教室の大勢のざわめきとして聞こえる人もいます。とにかく、いろんな声があるのです。

ミランダ「私には幽霊と人の声が聞こえるわ」「つまらないことを言うときも、おもしろいことを言うとき、いやなことを言うときもあるわね」
モニーク「男の人の声だよ。低音ではっきりした口調だから、ずいぶん怒っているように感じるな」「あれは私のおじさんの声かな」「あと、別にアニメのキャラクターの声も聞こえるよ」
ウェンディ「人間ではないと思う」「その調子はいろいろだけど、だいたいいつも怒っているわ」
ポーラ「怪物の声が耳の中に飛び込んできて、その声が頭の中でこだまするわ」
フィリップ「みんな自分の仲間だよ」「女の人より男の人のほうが多いかな」
ナタリー「結構昔から声は聞こえるんだ」「今は亡くなったおじいちゃんが見えたり、影や光、女の子の姿が見えるの」「そのおじいちゃんは私とお話ししたり、遊んだり、私が眠るまでそばにいてくれた」「最初は足音だけだったんだけど、それがおじいちゃんだってわかったら、『ナタリー、元気かい？』と話しかけてくれたんだ」

１種類に限らず、複数の声を体験する人もいるようです。

アナ「６人の声にはそれぞれ名前があって、ジャクリーンは大人の女性」「スザンヌは12歳くらいの女の子」「大人の男性２人はロブとベルナルド」「あとは名前もよくわからない２人の男女の声」「最初の３人の声は毎日のように聞こえるけれど、他はたまにくらい」

「みんな優しくしてくれるんだけど、最後の名前を知らない２人は困ったときに出てきて助けてくれるんだ」
ポリー「だいたい１人だけど、ときどき別に女の人２人が出てくるわ」「２人とも優しい声で14、15歳くらいかな」
テレサ「全部あわせると20人」「男の人、女の人、そして子どもの声も聞こえるわ」
パトリック「やさしいのは女の人の声、いやなのは男の人の声だね」「女の人の声は助言をくれる」「男の人の声は邪魔してくるし、結局いっつもケンカになるんだよ」
ダンカン「キーキー言うのもあれば、うなったり、甲高いのも低いのも、いろいろあるよ」「床から聞こえるときもあるし、天井から聞こえるときもある」「とってもやさしいときもあれば、まるで軍の指揮官みたいに命令するときもあるんだ」

超感覚的知覚

自分にしか聞こえない声を感じる能力は、しばしば超感覚的知覚もしくはESP（五感以外で外界の情報を感じ取る能力）と言われることもあります。その類の感覚で、何かが見える人もいれば、匂いを感じる人、触られているように感じる人もいます。

ジョージ「ドアをノックする音と人影が見えるんだ」「男か女かはわからないな」「最初は音だけがしたけど、だんだん窓の向こうで人影が動くのが見えるようになって」「夕方になるとよく出てきて、影が何かをささやいたり、木の枝を揺らすような音をたてるんだ」
ピート「扉がパタンパタンしているみたいな音が聞こえるよ」「あとキーキーとか、ドシンとかまるでネズミがいるみたいな音がするんだ」「あと夜にハイエナやオスのライオンが見えることがあるんだけど、そうするとだいたいそんな音もするんだよ」

レイチェル「私はノックする音と音楽が聞こえるわ」「ライブ会場にいるみたいで、ドスン、ドスンってハウスミュージックを聞いているみたい」
バーバラ「ブツブツつぶやく声が近寄ってきたり、遠のいたり」「ときどきおばけが私のことを触るの」「血をしたたらせた動物が見えたり、まわりは誰もやっていないのにマリファナの匂いがするときもあるわ」

なかにはオーラが見える人もいます。オーラとは、限られた人だけが感じることができるもので、人の周囲に漂って見える色のことを言います。人によって見え方はさまざまなようです。

サラ「私、生まれつき、オーラが見えるの」「で、霊能力者を訪ねていろんな意味を教えてもらったわ」「それからは植物や動物にまでオーラがあるのがわかるのよ」
ローラ「私は声が聞こえるようになった１年前からオーラが見えるようになったの」「声が聞こえるときに、オーラが見えるっていうわけでもないの」「オーラを見ようとすれば見えるし、何か別の仕事に集中したいときは見えなくすることもできるわ」「頭の中で切り替えることを、霊能力者の先生が教えてくれたの」

このような経験をするようになったからといって、心の病にかかってしまったとまではいえません。しかし、どうやってこの体験をコントロールすることができるかを知っておく必要があります。さもないと、声をはじめとする不思議な体験があなたの日常生活を脅かして、あなたの健康をむしばんでしまうからです。声はいつでもあなたを否定したり、怒鳴りつけたりするわけではありません。半数以上の子は自分の味方になってくれる声を聞いています。でも、いやな声のせいで困らされるため、誰かに相談するときに、つい、いやな声のことばかり話題にするようになってしまうのです。

調査でわかったこと

あなたにだけ聞こえる声がいつか消えてなくなることがあるのでしょうか。調査では約６割の子が３年以内に声が消えてなくなったと言っています。声が消えてなくなるかどうかは、声の数よりも、その子自身が声とうまくつきあえているかどうかが重要でした。声のことを恐れれば恐れるほど、声とうまくつきあえなくなることがわかったのです。

つきあいやすい声とそうでない声

調査からは声の種類は十人十色だということがわかっています。いやなものもあれば、よいものもあります。内容次第で声とのつきあい方も変わるでしょう。あなたを罵って命令する声よりも、あなたを励ましてかばってくれる声のほうがつきあいやすいと思いませんか。約９割の子は、気が滅入ったときに声が聞こえてくると言っています。声はあなたが気になる出来事や人、状況について、いろんな調子や話し方でコメントしてきます。その声に耳を傾けて理解し、親しくすれば、声との関係を変えることができ、そうした声のよいところもわかってくるかもしれません。

どんな声が消えにくいのか

声が聞こえる回数が多いほど、この体験は長く続く可能性があります。しょっちゅう声が聞こえるようだと、心に余裕がなくなるからです。でも、あきらめずに正しいやり方で声と対話をすれば、回数が少しずつ減って余裕がもてるようになるかもしれません。

これは恐ろしい体験なのか

聞こえてくる声の半分はあなたの味方になってくれるはずです。声を恐れて、味方になってくれる声のことより、やっかいで不快な声のことばかり気にしていると、あなたも、そして声について相談される側も、いやな話に終始してしまいがちです。心の相談をする場面では、うまくいかないことばかり話していると、だいたい話し合いは行き詰まってしまいます。たとえば、よい声を味方につけて悪い声を克服する方法を考えるなど、声とうまくつきあう方法を見つけるほうが得策です。

声はあなたが望んでいないことを話題にすることがあります。たとえば試験前に「期末試験の勉強なんてする必要ないよ」「だって、君は十分準備しているんだから」とか、「いちいち悩んだってしょうがないよ」「頑張ったって無理なんだから」とか、「死ぬしかないな」「お前、だめだな」なんてことを言います。もしくは、あなたが迷って不安になっていることを話題にします。

ここで気づいてもらいたいのは、声の言うこととあなたの感情には関係があるということです。それに気づくことができれば、声のせいで戸惑うことも少し減るでしょう。たとえば、「試験に失敗するとしたら、その原因はいったいなんだろう」「自分は十分勉強できているかな」「もし助けが必要なら誰に頼ろうか」と考え直すチャンスにもなります。

「死ぬしかないな」など、とても悲観的なことを声が言う場合がありますが、それを真に受けて実行するなんてことをしてはいけません。こういうときはたいてい、あなた自身が解決策を見出せずに困って焦っているときなのです。まずは落ち着いて少なくとも５つくらいの可能性を考えて挑戦できないか試みるべきです。もしくは、信頼できる誰かが助けてくれるかどうかを考えてみましょう。そんなことは無理だと思う人もいるかもしれませんが、まずは行動しないとものごとは始まりません。

もし声が「お前はブサイクだな」と言っても、それはあなたを本当に醜いと言っているのではなく、もっと自分の容姿に気を使うべきだと助言しているのかもしれません。

調査に参加した子たちは時間が経つうちに、声のことを肯定的にとらえるようになり、素直に声のことを打ち明けるようになりました。そして家族にも理解されるようになって、悪い病気にかかってしまったと心配されることも減ったのです。

強調したいこと

声のことを話したり考えたりすると、声に太刀打ちできないのではないかという気持ちになりがちです。けれど、声のことを話題にするのを怖がって避けてしまってはいけません。怖いと思うときもあるでしょうが、声の言っていることは、あなたの悩みごとに対する明確な助言であり、ときとして遠まわしの忠告なのです。もちろん、うんざりすることもあるでしょう。しかし、怖がって声との対話を避け続ければ、声とのつきあい方を学ぶことはできません。問題を解決し現状を変えることができるのはあなたなのです。

「口で言うのは簡単だけれど」とあなたがためらうとしたら、それはただ問題の先送りです。あなたらしい生活を取り戻すために、あえて自分の不安に向き合いましょう。つらいときには、あなたの体験に耳を傾けて理解し受け入れ、あなたが体験から学ぶことを助けてくれる人にそばにいてもらうとよいでしょう。声とのつきあい方を身につけるには、教わる姿勢ではなく、自らの経験から学ぶ姿勢が必要です。

調査を進めるうちに、多くの子どもたちが徐々に声の背景にある問題や感情に気づき、うまく声とつきあえるようになりました。ひとりで声とのつきあい方を見出した子もいましたが、多くの子にはなんらかの助言や支援が必要でした。一方、聞こえてくる声を病気の症状として考えて、声を消すための治療や助言を受けている子は、うまい声とのつきあい方を見出せなかったようです。

次の章では声とのつきあい方について詳しく触れます。

2

声とのつきあい方

声とうまくつきあうには、声と駆け引きしたり、交渉したりすることが重要です。それには、どうすればいいのでしょうか。聞いてみると、みなさんの体験はどれひとつとして同じものはなく、つきあい方も人それぞれです。誰かのやり方がうまくいったからといって、そのやり方で他の人もうまくいくとは限らないのです。

とはいえ、経験を重ねて声とのつきあい方のコツをつかめば、声に対して余裕をもって接することができるようになるはずです。私たちの調査では、多くの子が少しずつコツを見つけられるようになることがわかっています。

まずは自分自身をコントロールすることが重要です。ここで言うコントロールとは、自分のしたいことを迷わずに決められることです。もちろん簡単なことではありません。自分の本心を十分に理解して完璧な決断を下せる人など存在しません。たとえどこかの国の女王様だって無理なことです。何ごとも迷わず決断を下せればいいのですが、実際は理想と現実の中間であれこれ悩みつつ答えを探しています。母親から「もう夜の９時半なんだから寝ちゃいなさい」とか「今すぐ宿題をすませちゃいなさい」と言われたとき、あなたがそれに従いたくなかったとします。そうすると、「10時でいいでしょ？　今いいところなんだからさ、この映画を最後まで見せてくれたっていいじゃないか」とか、「ゲームが終わったらすぐに宿題やるからちょっと待ってよ」とか、あなたは言い返すでしょう。こんなふうに、相手に一歩譲って、少しでも自分の意見を通すように、聞こえてくる声とも駆け引きするのです。

あなたに聞こえる声は、いわゆる招かれざる客人です。ときに不作法で、騒々しくあなたを罵ったり、あなたに命令したり、脅したりして、あなたをコントロールしようとすることがあります。こういう状況であなたは、声と駆け引きして自分の希望を実現するなんて無理だとあきらめてしまうかもしれません。

あなたが声にコントロールされないためには、声に対して自分の意見をしっかり持つ必要があります。これは、いじめっ子に対するふるまい方に少し通じるところがあります。されるがままでは、いじめはますますエスカレートするので、しっかりと相手とは一線を引いて、これだけはいやだ、許さないと決意を表明することで、状況が変わることがあります。自分の味方になる人を仲間にして、自分の身を守る術や考え方を身につける必要があるのです。いじめっ子にいったんつけ込まれてしまえば、逆らうことは難しいでしょう。声とあなたの関係も同様です。声の勢いが強くなればなるほど、あなたは声に対して抵抗できなくなってしまいます。そうなれば、声はもはや穏やかなものではなくなり、あなたを責めはじめます。あなたが声に服従するまで猛威をふるうことになるでしょう。

ここで声の正体はなんなのかを考えてみましょう。彼らは身体や手足を備えた人ではありません。仮に空想の世界からやってきた実態のない存在と考えたらどうでしょうか。手足もなく、この現実世界のなかで何もひとりでできることはないのです。声が何かをしたいとき、あなたに助言するか、自分ができないことを押しつけてくるかのどちらかであなたを従わせようとします。でも、それに従うも従わないもあなたの自由なのです。

あなたの役に立つ助言をしてくれるときもありますから、声に耳を傾けることもできます。でも、言われたことを鵜呑みにすることはありません。よいことを言っているのかそうでないのか、声に従うべきか従わないほうがよいかを見極める必要があります。

声とうまくつきあっている子は、あまり声について悩んでいません。声の主を賢い友だちや知恵のあるおじいさん、おばあさんくらいに考えて受け入れています。

このように声との関係がよいと、声があなたに変なことを命令するようなことはありません。たとえば、「どうして黒い靴を履かないんだい？」「赤いスカートによく似合うと思うけれど」とか、「もし自分が君だったら、今から宿題を始めるな」「そうしないと間に合わないんじゃないかな」などと助言してくれます。こうした声は比較的抵抗なく受け入れられる親切な助言であり、コントロールするかされるか、という問題にはあたりません。

しかし、あなたが声をコントロールするか、逆に声からコントロールされるかのせめぎあいになった場合、しばしば難しい問題が起こります。せめぎあいの状況は対立や抵抗、強者と弱者を生みます。こういう状況にならないように、あなたと声の関係にバランスが保たれている必要があります。

では、実際にどのように対処すればよいのでしょうか。

声にどう対処するか

私たちの調査に参加した子どもたちに「声が聞こえたときにあなたはどうしているの？」と尋ねたところ、声への対処法をいろいろ教えてくれました。いくつか紹介しましょう。

①声から気をそらす

声が聞こえたときに、何か別のものに注意を向けて、声を意識しない方法です。たとえば、本を読んだり、映画を観たり、音楽を聴いたりと、意識を集中しやすいことならばなんでも構いません。コンピューターゲームに集中するのも悪くないでしょう。

②声を追い払う

なかには声をうまく追い払うことができる子もいます。こういった子は声に対して本気で怒って言い返します。声を恐れていると、自分が怒っているのだときちんと伝えるのは難しいかもしれません。そういうときは、たとえば「ねえ、家に帰る４時くらいに出直してくれないかな」と真剣な態度を見せてみるとよいでしょう。そういうふうに接すれば、声が機嫌を損ねることはないかもしれません。

③声を無視する

声が聞こえないふりをしてやり過ごす人もいます。ただ、あなたがこれから声の言うことを無視できるか不安を感じている場合には、むしろ余裕がなくなって、声の勢いが逆に増すかもしれません。

④声の言ったことを冷静に考える

一方で、声にいったん耳を傾け、それに従うと得なのか損なのかをよく考えて決める子もいます。

調査では、その日に着る服を助言してくる声を体験している女の子が２人いましたが、１人は声に従わず、もう１人は声が勧めるままに本当は好みでない服を着ていました。なかには、「もう少し自分に役に立つようなことを言ってくれたら、君の言うことを聞いてもいいよ」と交渉している子もいました。

でも、本当は同意できないことや好きでないことを勧められても、それに従う必要はありません。

それに、声の言うことを言葉どおりに受け取る必要もありません。たとえば、「またやっちゃったのか」という声が聞こえたときには、「本当はうまくいったはずなのにチャンスをみすみす逃してしまったね」という意味でとらえるほうがいいでしょう。

また、声の言うことは必ずしも正しいとは限りません。なんでも知っているかのように自信満々で語りかけてくることもありますが、まずは冷静になりましょう。声の言うことを鵜呑みにすると、しだいに声はあなたをコントロールするようになります。

⑤声と対話する

なかにはうんちく好きでおしゃべりな声が聞こえる子もいるようです。たとえばある女の子は声から強い口調で「もうおしまいだ」と言われたそうですが、「それってどういう意味なの？」と声に尋ねてみたところ、「だって君がそんなふうに投げやりな生活を送っていたら、人生終わったようなものだろ」と返ってきたそうです。最初は声があまりにぶっきらぼうな言い方をするので、うまく彼女は理解できませんでした。でも、女の子があえて声に問いかけることで声の善意がはじめて伝わったようでした。

このように、あなたがいったん声の言うことを聞いて返答してもよいですし、声を呼び出して、自分の疑問や悩みについて助言を求めてもよいでしょう。思いどおりのタイミングで声とコミュニケーションがとれれば、あなたは声をコントロールすることができます。これは重要なことですので知っておきましょう。

声とコミュニケーションするなんて怖いからとても無理という人は、まず声の言っていることに耳を傾けて、正しいと思ったときには「そうだね」、違うと思うときは「違うよ」と意見することから始めてみましょう。それも無理という人は、まずあなたにとって安全な場所を探して、安心できる人と一緒に過ごしながらだとうまくいくかもしれません。たとえば、お気に入りのぬいぐるみと一緒のベッドの中や、あなたのお母さんがそばにいてくれてもよいかもしれません。

とにかく声を消そうとして治療を受けている場合、声とわざわざコミュニケーションをとろうとする子は少ないようです。そうなると、声を怖いものとして退けたままになって、対処する方法を考えなくなるために、声はその人にとって怖い存在のままになる可能性があります。

⑥何か別のことを始める

宿題をやっている最中に声が聞こえはじめたらどうすればいいでしょうか。ちょっと休憩して何か別のことをしてみましょう。たとえば、冷蔵庫に行っておいしそうなものをつまんでもいいでしょう。声とは関係ない話題をお母さんとしたり、犬を抱っこしたり、トイレに行ったり、好きなことをするのもよいやり方です。

⑦人に電話する／どこかへ遊びに行く

声を不愉快に感じたときは、友だちの家に遊びに行く子や、祖父母の家に電話をかける子がいます。おたがいのことを知り合っている安心感、ひとりではないという感覚がよい方向に働きます。もし同じように声が聞こえている人と知り合う機会があれば、経験を共有して話し合うのもよいでしょう。

⑧声を閉め出す

なかには、まるでバリアをはったかのように、声を自分から閉め出して入ってこないようにできる子がいます。その他、バラの花に囲まれるイメージや、大きなマントに包まれるイメージなど、声から身を守るためのいろいろなバリアを持っている子がいます。これは、周囲の人々の感情から一線を引き、安全地帯を作り出す魔方陣のような特殊な力で、デパートの人ごみやパーティー会場などでも役に立ちます。

⑨日記をつける

声の言ったこと、もしくは一日の出来事について、日記をつけている子がいます。なかには、日記に書き残されることを嫌う声もいるので、あえて日記を書き続けるのもよいでしょう。また、日記をつけることで自分と声の関係を客観的に把握することもできると思います。

⑩その他の工夫

全身麻酔から醒めたあとに２体のアンドロイドの声を感じるようになった男の子がいます。この子は、白衣を羽織ったアンドロイドと注射器の絵を描きました。そして、彼が２体のアンドロイドに注射する場面を空想したそうです。それを繰り返すうちに声は消えてなくなりました。

また別の子は、声の主を迷路の中で逃げ回らせて、自分の分身のキャラクターがそれを追いかけ回して食べてしまうというコンピューターゲームを自分で作りました。これによって彼は、声をやっつけることができたようです。

また、「声が逃げないように鳥かごの中に閉じ込めて、カギをかけて捨てちゃおう」というセラピストの助言に従って、実際一緒に鳥かごを捨てにいくことで楽になった女の子や、悪口を言ってくる太った男に見立てた黒い人形を真っ白に漂白したら、声を怖がることがなくなった女の子もいました。

あなたに伝えたい大事なこと

①行動すること

この章で紹介した子どもたちは、声が聞こえてきたときに何かしらの行動を起こしています。もし、なんの行動も起こさなければ、きっと声に圧倒された感覚に陥ると思います。

この章で扱った「声とつきあう」コツとは、声に従うことではなく、自分のことを自分で決めることです。これによって声にコントロールされることなく、自分が自分らしくいられます。声に怯えることがなくなれば、あなたも声をコントロールすることができるのです。

恐れていること、未知のことを克服し学ぶことは人の成長につながります。声に対しても同様に向き合うべきでしょう。どんな子でも、大きくなれば馴染みのない場所に努力して適応しますし、親から頼まれた面倒なお手伝いをこなすものです。

私たちの調査では、声が聞こえる子どもたちの約９割はトラウマ、つまり心の傷つきを抱えていました。トラウマが生じるのは、あなたの望まないことが起こり、それにあらがえず、無力な自分を痛感したときです。トラウマが生じる過程で多くの子どもたちが聞く声は、問題を再点検し、あなたができることを見つけ、安全な場所を確保できるように促しているのです。

②冷静でいること

行動することは大事ですが、声に左右されて冷静さを失ってはいけません。ナイフをちらつかせて家のまわりを逃げ回る弟を追いかけるとか、母親のクレジットカードを使ってお金を引き落として使うとか、貧しい両親に無理に携帯電話を契約させるとか、たとえ声とつきあうために必要だったとしても絶対してはいけません。

自分のコントロール力を意識して、行動に責任をもつことが大事です。わきあがる怒りや無力感に対処する方法について、人を傷つけないようなやり方を考えるべきです。たとえば、枕をこぶしで叩いたり、ボールを思い切り投げたり、自転車、水泳、サッカーなどのスポーツで身体を鍛えたりするのもいいでしょう。特にスポーツはおすすめです。もしもあなたが煮詰まって、たまった不満やストレスを間違ったやり方で他人にぶつけてしまうならば、しまいにはいちばんの味方になってくれるはずの家族の助けさえも得られなくなってしまいます。周囲の人々とむやみに対立せず、むしろどうしてほしいのかをきちんと周囲に伝えましょう。

③恐れないこと

もうひとつ大切なことは、恐怖を克服することです。声と同様に、恐れの感情もあなたに対して力を持ちます。恐れは他の感情よりも強い力があります。ひとたび声を恐れれば、あなたの心は無力感でいっぱいになり、自分は何もできないのだと思い込むようになります。心やからだにさまざまな反応も起きてきます。たとえば、あなたの頭はもやもやしてうまく動かない感じになり、めまいや吐き気を覚え、冷や汗をかいて顔が真っ青になるかもしれません。これは声の存在にかかわらず、恐怖を感じた人間なら誰にでも起こる反応です。

さらに、声が聞こえると、実にさまざまなことが起こります。声のせいであなたはとても混乱するかもしれません。頭をのっとられたように感じるかもしれません。声が立てる大きな騒音のせいであなたはとてもイライラするかもしれないですし、声が飛ばしたジョークに爆笑した結果、あなたが周囲から不審に思われることもあるでしょう。しかし、むしろやっかいなのは声自体ではなく、声が引き起こす恐れの感情です。調査では、声が聞こえはじめた最初の1年間は多くの子どもたちが恐れを感じています。ところが、恐れが薄らぐと、声とのつきあい方が上手になります。恐れと声には密接で複雑な関係がありますが、あなたに起こるさまざまな出来事は声が引き起こしているのではないことを頭に入れておきましょう。身体がカッとするのも、汗をかくのも、体がぞっとするのも恐れの感情に身体が反応している可能性が高いのです。

まとめ

声とのつきあい方を学ぶということは、声との適切な距離を見つけるということです。これには発想の転換が少々必要です。声の存在を否定し続ければ、声と果てのない闘いを続けることになります。そんなことでエネルギーを消耗するよりも、声を受け入れて、あなたが何をしたくて何をしたくないのかはっきりしておくことが大事です。敵対するばかりではなんらよいことはありません。

最後に声とのつきあい方のポイントをあげておきます。

①声を受け入れること
②声への対処の仕方を学ぶ姿勢を持つこと
③声の言葉に左右されず、自分にとって最善の方法を柔軟に検討すること
④自分の意思・意見をしっかり持つこと
⑤声の言葉に耳を傾け、友好的な関係をめざすこと
⑥声に対抗する力を取り戻し、声が自由気ままに振る舞わないようにすること

3

声はどんな影響をもたらすのか

声はずっと続くのか

声のせいで普段の生活に支障がでるときと、そうでもないときがあります。

声のせいでものごとがうまくいかないとき、「声のせいでいつも自分の人生は……」と思ってしまうかもしれません。でもそれは違います。あなたが前向きな姿勢ですごすことで、声がとる態度も変わるのです。まだあなたはそれに気づいていないのかもしれません。

「これ以上よくなるのは厳しいのでは」と悲観しているご家族とお話ししていたときのことです。ご家族が子どもたちが変化した点、以前と違う行動をとれるようになった点に着目するよう促すと、意外となんとかやっている子どもの一面に気づいてくれました。たとえば、いつもは部屋にひきこもってテレビばかり観ているといっても、親子で誕生日パーティーに参加しているときもある、なんてこともあります。親というものは、子どもがなんとかやっている部分に気づかずに、注意ばかりしていることがよくあります。
私たちの調査では、声が聞こえる子どもたちのおおよそ8割が、最初の1年間くらいは怯えたり怖がったりしてることがわかっています。この時期は声を受け入れて、声への対処方法を学ぶ余裕はありません。でも、2年くらい経つと、声を怖がっている子が半分くらいに減ります。ただし、恐れてばかりで何も学ばなければ、なかなか声は消えていきません。

声がもつ影響力

人間は、周囲の人やものといった環境の影響を受けて生活しています。親や兄弟、そして友だちの言葉が生活に影響するのです。友だちと会ったり電話したりすることでおたがいの考えが変わることがあります。「『ハリー・ポッター』を読むのはカッコ悪い」とあなたのお姉さんから言われた途端に、読む気がなくなることもあるでしょう。一方、スポーツのプレー中のアドバイスや、気分を変える一言、あなたを幸せにしてくれるプレゼントなど、他人の言葉や行動が、あなたの気分や行動によい影響を与えることもあります。
これと同じで、よくも悪くも、あなたに聞こえてくる声もまた、なんらかのかたちで生活に影響を及ぼすのです。必ずしも悪いことばかり起こるわけではなく、声のおかげでよいことが起きる場合もあります。
ですから、声の影響を受けることがあってもよいのですが、声の言うことに影響を受け過ぎるのは問題です。たとえば、あなたのお母さんが今日これから着ていく服とか、お弁当や夕食の食材や食べる量とか、友だちと電話する時間とか、あなたの言動のすべてに口を出してくるとしたら、イライラしてたまらないでしょう。それがあなたのことを思って出た言葉だったとしても、そのような行き過ぎた助言に従い続けたら、あなたは安心感も自信も奪われてしまいます。

親はあなたの生活を管理します。しかし、あなたが考えることにまで干渉すべきではありません。声についても同じです。あれこれ干渉して、あなたの自信を奪うことは間違っているのです。

声の影響で起こること

声の影響でいったいどんなことが起こるのでしょうか。あなたが苦痛を感じるほど声がしょっちゅう現れれば、あなたは自分の意志を貫き続けるのが大変になり、困った状況におちいることでしょう。うんざりすればするほど、声の影響はさらに増してあなたは冷静でいられなくなります。声に指図されるまま、脅されるままに盗みやケンカをしてしまうこともあるかもしれません。同時に声によって恐怖や怒り、悲しみといった感情が引き起こされるでしょう。そのせいで、声の勢いがさらに強まって、信じられない行動をとってしまうこともあります。

ここで１人の女の子の例を紹介します。スーパーのレジで長い間待たされたイライラのせいでだんだんと声がはっきり聞こえるようになって、そのせいで本気で怒りだしてしまったのです。そして、目の前で並んでいた女性に買い物カートを思い切りぶつけたのです。その女性はカートの上にひっくり返ってしまいました。事情を聞かれた彼女は「声をなんとかするためにやったのよ」と言い訳しました。本人にとっては正当な言いぶんでも、これが繰り返されれば誰かが怪我をしかねません。たとえば声に向かって「この店を出たら注目してあげるからね」と伝えていれば、別の展開になっていたかもしれません。声への上手な対応方法を考えてコントロールをすることが重要です。

声のせいで、自分が完全に支配されているかのような無力感にとらわれる人もいます。多くの子は自分なりのやり方で声とつきあっていますが、声とほどよい距離感でつきあうことはなかなか難しいようです。

声が全知全能であなた以上にあなたのことを知っている、と思い込んでしまうと、途端に声の影響力は強くなってしまいます。もしも声があなたの秘密を言い当てて、つい動揺しそうになったら、「どうしてそんなことが君にわかるんだい？」と逆に声に問いかけるのも、ひとつの手です。あなたの問いかけに声がだんまりを決め込んだら、あなたは声をやりこめることができたのです。

声のポジティブな側面

声のもたらす肯定的な影響について私たちの調査結果をもとに考えてみましょう。

声について話し合うと、そのネガティブな側面ばかりが話題になります。しかし実際に声が聞こえている人にとっては、一般に考えられているよりもはるかに肯定的な側面があるのです。精神科にかかれば専門家が声についての悩みをとりさってくれるはずと考えている人も多いと思いますが、それは必ずしも正しくはありません。精神科にかかっていても、声と上手につきあえず生活に大きな支障をきたしている人はたくさんいるのです。これらの人たちは、自分は声に対して無力だと感じていて、自分の持っている強みを知りません。治療者もそのように声と上手につき合っていない人ばかりを診療していると、「声が聞こえる」ということにいい印象を持てないでしょう。

これまでの調査から、声を体験する子どもはおよそ10人に１人存在していることがわかってきました。その子たちの多くは医療を受診することなく、なんとか生活しています。私は人に助けを求めることは大事だと思いますが、声の問題に取り組むのはそれが聞こえているあなた自身なので、すべてを医療に委ねることはお勧めしません。病院に声を置いてきて、あとはなんとかしてください、とお願いして帰ることなどできないのですから。

調査によれば、声が聞こえている子どもたちの半分は、ネガティブな声とポジティブな声の両方を体験しています。たとえば、「そんなに怒らないで。仕方ないよ」とか、「僕なら赤い靴にするよ。赤のほうがずっと似合うよ」とか、「今宿題をやらないと、あとで時間がなくなるよ」といったポジティブな助言を声がしてくれることがあります。昼休みに校舎のかげでいじめられていたある男の子は、「いじめっ子がついて来ないよう、窓枠のてっぺんにのぼっちゃえば？」と声が励ましてくれたそうです。そのおかげで、男の子はいじめっ子から逃れることができました。

一方で、路上で「自転車を降りないの？　角から危ない車が出てくるよ」と、いくつもの声が警告してきた例があります。これで助かることもあれば、むしろ不安になることもあるでしょう。学校で難題にぶつかったとき、たとえば教えられたことが理解できているか先生にきかれたときに声が助言をくれることもありますが、その助言が間違っていることもよくあるので要注意です。耳を傾け過ぎると、声に頼りきって、テスト勉強にもとりくまなくなることもあります。それで悪い結果を招いて、よい声がいやな恐ろしい声に変わることもあるので、注意が必要です。

声が語ることの意味

声のことをどのように考え、声に対してどう振る舞うかによって、声のもたらす影響は変わってきます。声に対して好感を抱いていれば、声の影響も少なく、声を不快に感じることもありません。

キャロラインは声にあだ名をつけて“ビーちゃん”と呼んでいます。ビーちゃんはキャロラインにとって「生活」という意味があり、活力を与えてくれる存在です。「スイミングのレッスンのときにはビーちゃんが個人トレーナーみたいに、そばで応援してくれるんだ」とキャロラインは言います。ビーちゃんの声は最近亡くなったおばあちゃんの声に似ているため、キャロラインにとっては怖いものではありません。

エマには声の言うことがときどき役に立つようです。タイヤがパンクしたとき、エマが進もうとしている道とは違う道を選ぶよう、声がアドバイスをくれたことがあります。声の言うことを聞くのは怖かったのですが、そのときは思い切って言うとおりにしました。すると、電話ボックスがあって、両親に連絡をとることができたのです。

一方、ピーターの場合、声は恐怖と無力感を与えるものであり、声が聞こえると身体が震えて言うことをききませんでした。声の言うことすべてがネガティブで、声が聞こえてくると怯えて耳をふさぐのでした。

もし、あなたがピーターのように怖がれば、あなたも声が聞こえてくると身動きできなくなるかもしれません。怖がって声の内容に耳をふさげば、声が話す内容もその意味も考えることはできません。

声があなたをひとりで外出させないのは、声を聞いているあなたが近所を安全な場所だと思っていないからかもしれません。声があなたに警告するときは、自分の安全を知るためのヒントであるくらいに考えるとよいでしょう。そうすれば、いざというときに備えて携帯電話を持ったり、愛犬や好きなおもちゃで遊んだり、友だちと一緒に過ごしたり、暗くなる前に帰ったり、あるいは護身術を習うなど、あなたの安全を守るためのいろいろなアイデアが浮かぶと思います。

また、声が「死」について語るときは、これまでの生活を新たに変える時期がきているということかもしれません。そんなときは、今の自分の生活のなかで我慢していることはないか、今の生活を変える方法はあるか、誰か助けてくれる人はいないかなど、考え直すとよいでしょう。「死」という言葉を真に受けて、自らの命を絶とうとしたり、死ぬことを恐れる無力な自分に悩む必要はありません。

もうひとつ例をあげます。私は以前、調査に参加してくれたある男の子とバンド演奏が騒々しい駅前に毎日出かけていました。頭痛が起きるほど騒々しい音楽だったため、私は陽気な気持ちで曲を聴く気分になれずにいました。でも彼は違っていて、「演奏つきで見送りしてくれる駅なんて、すばらしいね！」と大はしゃぎでした。

ポジティブな気持ちのときに意外なことがあると、目の前の世界がよりよい場所に、生活もより心地よいものに感じるものです。考え方を変えても損はありません。少しだけでもよい方向に考え方を変えることが次のよい変化につながります。

声がポジティブな影響をあなたにもたらすか、それともネガティブな影響をもたらすかは、あなた自身の声に対する態度や行動にかかっています。あなたが自信を持ち、決断力があるならば、まわりの人にもポジティブな影響を与え、まわりまわってあなたにもよい影響がもたらされることでしょう。前にも述べましたが、声が引き起こす不快なことに意識を向けず、嫌がらせをする悪い声のなかにも、あなたの味方になるよいメッセージが含まれていることを忘れないでください。声とつきあいながら、その意味を吟味し学んでいくことが大事なのです。

恐れを感じると起きること

もう一度恐れの感情について話を戻します。

私たちの調査によれば、恐れこそが問題を引き起こしている真犯人です。恐れれば恐れるほど、声はあなたに悪い影響をもたらし、身体に何かしらの反応が生じます。

調査で出会った２人の男の子たちは声のせいで青ざめて寒気を訴

え、うち１人は冷や汗をかいていました。２人とも勇敢なことに声に屈しないと決心し、調査に参加し続けてくれたのです。母親たちは子どもたちの治療法を探しました。そして、とにかく体験したことをたくさん語ること、感情をひとりで抱え込まず、言葉にすることだというセラピストの助言に従って、その子たちは頑張りました。おかげで声を怖がることはずいぶん減りましたが、そこに至るまでの道のりは大変だったようです。

声と上手につきあうためには、たとえ怖くても前へ進むことが必要です。進むことをやめれば、途端に恐怖が襲いかかります。努力を続けるためには、安心できる人にそばにいてもらったり、お守りのようなものを用意しておくとよいでしょう。大好きな人の手を握るのもひとつの方法です。怖いことと向き合うのはしんどいことですが、１週間だけでも練習だと思って続けてみるとよいでしょう。

声は秘密を作りたがります。「他人には相談するなよ」と言うこともあれば、ときには「これを話したらひどい目にあわせるぞ」と脅すこともあります。なぜそんなことをするのでしょうか。あなたがまわりの人たちに相談するのを声が禁じるときは、たいてい声とそれが聞こえるあなたとの関係が悪いときです。奇妙な話ですが、多くの声は受け入れられたい、喜ばれたい、無視されたくない、と望んでいるようです。声はあなたが抱えている問題について話し合おうとしています。声の言うことを理解しないままでいると、拒絶されたと怒りだして、あなたを脅かします。声と戦おうとすれば、声もあなたと戦おうとして、敵対関係に陥ってしまうのです。

声を恐れていると趣味を楽しむこともできなくなります。声は人の邪魔をするのが好きです。現在スザンヌは声を恐れることはないのですが、以前は趣味の絵を描いているときに「その絵、ひどいな」「本当にゴミみたいな絵だな」と声に言われて、絵を描く気がなくなって放り出してしまったことがありました。

あなたは暗やみのなかでベッドに行くことに怯えて、誰かに助けてもらいたくなったことはありませんか。そんなとき、どんなふうに助けてもらうのでしょうか。よくないのは、不安を繰り返し訴えることでまわりがつい世話を焼いて、あなた自身は不安に向き合わないというやり方です。

たとえば、声のせいで夜をとても怖がる子どもが親のベッドで眠っても、たいていはその後もよく眠れずにずっと怖がり続けます。そのせいで、親もまったく眠れない日々を送るのです。ベラは４年間ずっと両親の間で眠っていたのですが、両親が１週間家を不在にすることを受け入れられず、留守番は無理だから一緒にいくとせがみました。留守のあいだ、両親の代わりにベラの面倒を見てくれる人も見つからず、聞こえてくる声はひどくなって、彼女は苦しみました。そのせいで、ベラはさらに両親から離れられなくなりました。ベラは身体が小さく、いつも寒がって震えていたので、父親は少しでも心地よく過ごせるようにと彼女を羽毛布団でくるんであげました。一方で父親は布団なしで寒い夜を過ごしたのです。ベラがなんでも声のせいにして、いやなことはやりたくないと駄々をこねるため、両親は、ベラや彼女が聞こえている声の言うことに振り回されっぱなしでした。

うまくいった例も紹介しましょう。譲るべきではないことは譲らないことが重要だ、という例です。アイリスは、食事前に何時間もお祈りをささげるよう、声から命令されていました。何時間も経って一緒に食卓につき、冷めた食事を数口食べてから、両親は「納得がいくまで廊下に行って祈ってなさい」「私たちは温かい夕食が食べたいのよ」とはっきり言いました。その後、アイリスは声に従うことをやめました。

有効な対策がみつかるまでに時間がかかり大変なこともあります。ですが、声を恐れないよう、我慢強く解決策を探っていくしかありません。

怒りを感じると起きること

声はしばしばあなたをいらだたせます。招かれてもいないお客がずかずかと入り込んできて、いっこうに出ていく気配もないと腹が立つのは当然です。声は頭の中の考えを邪魔するので、そのままではボーっとして何も考えられなくなります。声に腹を立てる子は、そもそも怒りのコントロールが苦手な子です。声にいらだった挙句、屋外や学校でケンカを始めたり、家族を怒鳴りつけたり、物に当たりちらす子もいます。窓ガラスを叩き割った男の子や、ナイフを持って弟を追いまわした男の子もいました。

そんな子たちも時間が経つにつれ、怒りのコントロールが重要だということに気づくようになります。たとえば、ジョンは声が聞こえると混乱してしまい、学校でいつも問題を起こしました。ときには「ちょっと、放っておけよ」「まあ、ちょっと待てよ」という男の人の声や、「そんなに悪くはないんじゃない」という女の人の声が役に立ったこともありました。しかし、この男女の声がひとたび口論を始めると、すぐにジョンは混乱して腹を立てました。ケンカをしてばかりのジョンは、次第に学校で孤立するようになりました。ジョンは体が大きく屈強な少年にわざわざ勝ち目のないケンカをふっかけました。父親の勧めでサッカーチームに入っても、すぐさま更衣室でチームメイトとケンカになりました。

ジョンには自分を過大評価する傾向がありました。たとえば数学の問題を解くときに自信満々で出したのは、競輪選手が時速150マイル（およそ240㎞）で走行するという答えでした。「それはずいぶんと速いね」という先生の助言に、「それもあり得ますよ」と胸を張って、先生を驚かせました。

検査によれば、ジョンの知能は小学生の平均的な知能と比べて劣っているようでした。授業がよくわからなかったジョンは自分が無力に感じており、怒ることでその無力感をまぎらわせていたのでした。周囲から理解されるようになると、自分を過大評価しやすい彼の傾向は減りました。冷静でいられる時間が増えて、ケンカも減ったのです。バンドでドラムを叩きはじめてからは、仲間もできました。2年も経つころには声が聞こえなくなりました。

アレックスは感情表現が苦手な子です。母親は、勉強もせずにコンピューターゲームにばかり没頭する彼のことが気になっていました。アレックスに期待をかけていた母親は、彼の能力を証明するためにあちこちで心理検査を受けさせました。しかし、検査でわかった彼の能力は決して高くありませんでした。学校の先生は、母親の期待が彼の負担になっているのではないかと心配しました。学校生活がうまく行かないうえ、大好きな祖父が病気になったと知ったころ、アレックスに声が聞こえはじめたのです。無口なアレックスに、声は一方的に話しかけてきました。アレックスは不安になり、イライラして怒るようになりました。転校した2年目に一時的に声は消えましたが、3年目にアレックスが不安になると再び聞こえはじめ、幻覚も見えるようになりました。

アレックスは怒りの表現も苦手で、怒ったときは我慢するか、怒ってしまいそうな状況をあえて避けました。いったん本当に怒ると手がつけられなくなり、弟に台所の椅子をぶつけたこともあります。なぜケンカをしたのかと聞かれると、たとえ心の中で反省していても、「いきがっただけさ」と答えました。

結局彼がとった最善の方法は、人とつきあわないことです。いろいろなことが面倒になり、人と会わずにコンピューターの前で多くの時間を過ごしました。両親が友人やその子どもたちとバーベキューをしても、部屋から出てこようとはしませんでした。母親はアレックスが心の病気にかかったと思うようになり、彼を繊細な子だと過保護に扱って、霊能力者の助言を受けながら彼の対応を考えるという、相当混乱した状況になりました。

あなたがわけもなくいらだち、声が聞こえるせいでさらに腹が立つという悪循環になっている場合、一度怒りの感情について冷静になって考えてみるべきです。怒っているあなたをまわりの人が怖がっているのかもしれません。そうなると人はあなたを避けるようになり、あなたを助けてくれなくなってしまいます。まずは、あなたが感じていること、困っていることを両親や友だち、学校の先生に冷静になって打ち明けてみるべきです。誰に声のことを打ち明けるべきかについては特に決まりはありません。あなたが信頼できる人ならよいと思います。

声のせいで自分の怒りが抑えられなくなったら、まずは家族に相談して一緒に声に対処する方法を考えるべきでしょう。また怒りをどうしても抑えられないときはトイレや自分の部屋などひとりになれるところに避難するのもよいでしょう。そこで少し冷静さを取り戻したら、家族や学校の先生にあなたが怒った本当の理由を話してください。それを繰り返すことでだんだんと周囲があなたを理解してくれるようになります。

そんなことを打ち明けたら驚かれるかも、と思うかもしれません。しかし、時間をかけて話をすることが大事です。相談をしながら頭を整理して、何が起こり、なぜ自分が怒ったのか、声は何を言ったのか、なぜ声はあなたを怒らせたのかを冷静に考えるのです。

命令する声

日常生活のなかで声が聞こえると煩わしく感じますが、あなた自身の課題を指摘する生活上のヒントになってくれるときもあります。しかし、たとえあなたに忠告を与える穏やかな声であっても、あなたには不快に感じられるかもしれません。

エミリーはホットミルクを飲むのが好きなのに、温かいミルクをグラスに注ごうとすると、「捨てちゃえ」という声が聞こえたので、せっかく注いだばかりのミルクを捨ててしまいました。声に逆らえず、「そんなことしないわ」「だってこのミルクを飲みたいんだもの」とは言えませんでした。４年も経つとさすがに声は減りましたが、声が聞こえるとそれに聞き入ってしまい、声の引き金になっているストレスについて考えて解決する方法を見つけることなどできませんでした。結果、卒業もできず、仕事も続きませんでした。声のせいでいつもエミリーは不安であり、学校や仕事を頑張っても「辞めちゃえば」「できっこないよ」と声に言われるので、美容専門学校や靴屋の店員の仕事を辞めてしまいました。

命令する声によって起こる問題

「母親をののしれ」「ドアを思いっきり閉めろ」「あの車に突っ込め」「あいつはキチガイだと言え」「あの財布を盗め」「金が要るんだから盗っちゃえ」などという声に命令されるがまま、何かをしでかした場合はもちろん大ごとになります。また逆に、授業中に声の命令に抗って大声で言い返せば、授業妨害になってしまうでしょう。あなたの行動はすべて声の影響を受けて起こっているという事情を周囲が知らなければ、問題児扱いされてなんらかの処分を受けることもあるでしょう。

でも、声が責任を取ってくれるわけではなく、損をするのはあなたです。声の要求に従うことがはたして自分のためになることなのでしょうか。理由がどうであれ、盗みを働いたとすれば責任はあなたにあるのです。声に逆らえずに迷う場合、「今やっていることが終わったらね」と声の命じたことをいったん後回しにするのも一案です。これで声の勢いがおさまるのなら、声のコントロールは成功です。声に部分的に従ってみるのもよいでしょう。

たとえば、ヤコブは声が妹を蹴るよう命令してきたので、「妹を蹴るかわりに、10発だけ思い切りサッカーボールを蹴ってやるよ」

と答えたそうです。またヘンリーは声から火遊びをしてみるようそそのかされましたが、よくよく考えた末にお母さんと声が聞こえなくなるまで一緒に過ごしました。そしてヘンリーは「暖炉に火をつけてもいい？」とお母さんに尋ねたそうです。

ヤコブやヘンリーのように後回しにしたり、部分的に従ったりする対応もありますが、きちんと断るのもよいでしょう。隣の家の窓にレンガを投げつけるよう声が命令し、あなたがそのままそれを実行してしまったら何が起きるでしょうか。きっととんでもないことが起こるはずです。それを行う必要があるのか、それをしたらどうなるかを常に考える必要があります。声の影響であなたが立場をなくしたり、傷つくことは避けなければなりません。

わかっているのにやめられないこと

声の命令に必死に抵抗するなかで、自分が自分をコントロールしている実感を得るために行う儀式や決まりごとがやめられなくなるときがあります。これを強迫行為と言います。強迫行為にとらわれるようになると、生活はたちゆかず大変なことになるのです。強迫行為にとらわれるだけでも苦しいのに、さらに声が聞こえてきてあなたに命令するような場合には、いっそう「やめたいのにやめられない」苦しい状況に追い込まれるでしょう。

調査のなかで一部の子はその儀式の内容を恥ずかしそうに打ち明けてくれました。ある子は、部屋の中を毎晩３～５回点検するのが日課でした。ベッドの下を見て、さらに洋服ダンスの扉が閉まっているかを点検し、さらに流しの蛇口の水漏れを点検するよう声に命令されるために、寝るまでに何時間もかかりました。また別の子は、台所で宿題をしている最中に、声から「壁を３回さわって、表を走る車よりも速いスピードで階段を駆け上がれ」と無理な要求をされました。家族に迷惑がかからないように少なくとも家族にはあらかじめ事情を伝えてありました。学校では強迫行為が不審に思われないよう、トイレの行き方やタイルの触り方を工夫するなど気苦労が増えました。

強迫行為は「自分のことがうまくコントロールできない」という無力感があるとしばしば出現します。最初のうちは強迫行為をさりげなく隠すことができるのですが、症状がひどくなるとそうはいきません。無理に隠そうとすれば、声は「やったな、そっちがその気ならもっとやってやる」と対抗してくるかもしれません。早めに誰かに相談することが重要です。誰かに理解してもらい、助けてもらうようになれば、生活上の問題が解消され、強迫行為は減っていきます。

エドワードは声と強迫行為について相談を続けるうちに「声がどうとかじゃないんだ」「自分自身の問題なんだと思う」「やりたいと感じたらすぐに行動してさっとおしまいにするんだ」と余裕をもって話せるようになりました。

声による戸惑いや混乱

声が聞こえた最初の１年は半分以上の子が声のせいで混乱したと言います。声は騒いだり、叫んだり、授業中に「先生の着ている服はヘンテコだな」などと余計なことを言います。宿題をやっている最中に、学校で人気の女の子について、声が噂話をしはじめると集中なんてできないでしょう。

ジョシュには２つの声が聞こえています。彼がどう行動すべきかを巡っていつも２つの声は対立し口論を繰り返していました。ジョシュは、その口論に聞き入ってしまうため、授業に集中できませんでした。数学のテストのときには口論の声が大きくなって図がさっぱり理解できなくなったので、成績がさらに落ちました。

声によって仕事を断念しなければいけないこともあります。ミーガンはチラシ配りの仕事をしていたのですが、それを声が邪魔しました。声に従わずに仕事を続けたところ、「そこは配っただろう」「彼は引っ越した」などと言われて、混乱したのです。そのため配達でミスを繰り返して、周囲の評価を下げました。「ほら見ろ、お前にできっこないよ」と声が自信満々に言うので、ミーガンはついに仕事をあきらめました。声についてセラピストとともに学び、助言を受けて自信を取り戻すまで、彼女は声に悩まされ続けました。

声によって、対人関係や社会・学業活動など集中すべき活動に影響が出ます。声によって混乱しそうなときには特に自分の決意が揺らがないようにすることが大事です。

たとえば宿題をするときに声が聞こえてきたのなら、①宿題をする時間を何時から何時までと決めて、決めた時間内はなんとか取り組む、もしくは②とりあえず宿題はあきらめて友だちの家に行ってみて、宿題は夜に後回しにするか、友だちと一緒に宿題をこなす、といった対策を立てることです。声はあなたが混乱するほど、さらに強い影響を及ぼします。混乱が生じたときはいったん声から意識を逸らすのがよいでしょう。

ひとつの練習方法を紹介しましょう。あなたの好きな本を大きな声を出して音読したあと、意識を切り替えて黙読しながらまわりの音に耳を澄ませます。それを繰り返すことで、集中力をコントロールできるようになります。何か別のものに集中しているとき、声が何かを言ってくることはありません。声もあなたの脳を使って働きかけているので、あなたが別のことで脳を働かせていれば、声がそこに入り込む余地はないはずです。

あなたを脅す声

約1/3の子どもが声に脅されると訴えています。これは本当にやっかいです。頭の中を騒々しくしたり、骸骨を見せて怖がらせたり、大事な人を殺す、病気にしてやると脅してきたりすると、声の力に抗えなくなります。

カレンは、言うことに従わないと母親を殺すと声に脅されました。さすがに母親が声に殺されるとは思いませんでしたが、母親が病気になったのは自分のせいではないかと罪悪感にさいなまれました。声が聞こえる子は敏感で繊細な性格の持ち主が多く、感情や身体の変化をすばやく感じ取ってしまいます。カレンが周囲の状況や感じる声に不安を覚えると、声はその不安を糧にさらに勢いを増しました。彼女は、声と母親の病気が霊的な現象の結果で起こったと解釈しました。この一連の出来事はカレンの感受性が強いために起きたことなのですが。

もうひとつの例を紹介しましょう。ネイディンに聞こえる声のひとつは２年前に亡くなったはずの叔父のものでした。声は誕生日にプレゼントを贈ろうと言ってくれました。ネイディンはそれを本気にはしませんでしたが、彼女にとってはホッとする素敵な声でした。もうひとつの声は、命令に従わないと家族に不幸が起きると脅すいやな声でした。今にも落ちてしまいそうなオンボロな吊り橋を家族が渡らないと、家族を皆殺しにしてしまうぞと彼女を脅して怯えさせました。

この体験の背景には、彼女に優しかった叔父の自殺があります。声は叔父の死後からはじまったのでした。ネイディンは叔父の死を受け入れられず、定期的に叔父の声との対話を続けていました。他の親類にも同じ不幸が起きるのではというネイディンの懸念が声となっていたのですが、そうした悲しみが声と結びついているのでは、と考えた私たちが促すまで、彼女は自分の気持ちを誰にも打ち明けていなかったのです。

ネイディンが叔父の死に向き合えればよいのですが、家族からみても、ネイディンはまだ叔父の死を受け入れることはできないようでした。両親は面接に同席してはじめて、彼女の悲しみを理解することができました。ネイディンは自分の感情を語るのが苦手な子どもでしたが、励まされて少しずつ気持ちを話せるようになり、感じたことを日記に書けるようにもなりました。２年もすると声は消えました。無口なのは相変わらずですが、次に祖父母が亡くなったときには心を閉ざすことなく、２人の死について話し合うことができたのです。

脅しの声をうまくやり過ごす

放っておくと、声はだんだんとあなたに対するコントロールを強め、「もしも俺のことをまわりにバラしたり、俺に逆らったりすればひどいことになるぞ」などと脅しがエスカレートしていきます。こうしたときには、どうすればいいのでしょうか。

これはいじめっ子に対抗する心構えと同じです。背水の陣のつもりで、もう失うものはないと腹をくくることです。声に脅されるがまま誰にも相談しなければ、声の脅威はいつまでも続きます。声に従わず、まわりに心を開いて相談することができれば、いつしか状況は好転するでしょう。うまくいくことを信じて、声に従わないことが重要です。

声の言うことは絶対なのか

声が聞こえている子どもたちの多くは、声の言うことは正しいと信じ込んでいるようでした。声はまるですべてをわかっているかのような口ぶりで話をします。しかし声の言うことは正しいのでしょうか。私たちの調査では声の言うことはたいてい間違っていることがわかっています。

このままあなたの生活が得体のしれない何かに乗っ取られてしまうのか。それとも問題ときちんと向き合い誰かの助けを借りるのか。

まずは自分に問いかけてみましょう。他の人の意見を聞くと、違う視点も見えてきます。案外なんとかなるのではないか、そんなに怖いことではないのではないかと思えるかもしれません。

ここでシェイクスピア歌劇に出てくる名言を紹介します。

臆病者は何度でも死ぬ思いをする。勇者が死を味わうのは1回限りのことだ。

シェイクスピア『ジュリアス・シーザー』

声はどうしてあなたを脅し、あなたはどうしてそれを誰にも打ち明けられずに苦しまなければならないのでしょうか。今の自分が恥ずかしいからでしょうか。それとも他人に迷惑になるからでしょうか。まわりに迷惑をかけてはいけないと焦るほど、声は身の回りで起こったさまざまなことを全部あなたのせいにして、がんじがらめにするのです。

ピーターは、声に従わないと父親を事故に遭わせるぞと脅されていました。声を無視していたところ、その晩父親はバイクで転び頭にコブを作って帰宅しました。まさかの出来事に、声と事故のことを結びつけて考え、声の予言があたったと思い込みました。そして、父親の命の全責任を負ったかのように感じて、声の命令に屈し、従うしかないのだと考えるようになりました。

声の命令に抗わないと決めることで、ピーターはしばらくは穏やかに過ごしましたが、しばらくして再び完全に声の言うなりになったことがつらくて、周囲に相談するようになりました。母親をはじめとする周囲の人に支えられながら、感情をコントロールする方法をゆっくり学んだのです。苦手だった恐怖の感情ともなんとか向き合えるようになり、4年後に声は消えてなくなりました。

家族、学校の先生、同じ体験を共有している自助グループの人など、とにかく身近な信頼できる誰かを頼ることが大事です。きっと思いもつかなかった新しい意見がもらえることでしょう。あなたが孤立を選べば、むしろ声の影響力は強くなってしまうのです。

まとめ

声は非常にさまざまなかたちで生活に影響を与えます。声があなたを勇気づけることもありますが、声の言うことが極端であなたが困る場合には、周囲の助言が必要です。消極的にただじっとしているだけでは、学びを得る機会もなく、声が消えることもないでしょう。自分にあったやり方で、声と上手につきあう方法を探しましょう。

4

声が聞こえるときに何が起こったのか

私たちの行った調査では、子どもたちの約85%が、何か苦痛な出来事をきっかけにして声が聞こえはじめたと答えています。愛する人を喪って気持ちが大きく揺さぶられる体験であったり、いじめや虐待であったり、きっかけは実にさまざまです。習ったことのない難しいことを学校で教わったのがきっかけになることもあります。たいていは、自分には何もできないのだという無力感にとらわれたり、どうしたらいいかわからなくなって途方にくれたり、自分が悪いのだと自分を責めたりするようなことが起こっている状況で声が聞こえはじめるようです。そのとき、子どもたちにいったい何が起こっていたのでしょうか。

自分のまわりの誰かが亡くなったとき

私たちの調査では、大好きな人や普段の生活に深くかかわっていた人の死をきっかけに声が聞こえはじめた子が80人中23人おりました。このうち、いくつかの例を紹介します。

デイジーは12歳のとき、隣に住んでいた祖母が亡くなったあとに声が聞こえはじめました。祖母が亡くなったことは家族全員にとって衝撃的で、お葬式の前日に親族一同が集まって死を悼みましたが、このとき両親はデイジーが祖母の死を受け止めきれないことを心配し、あえて親族の集まりにデイジーを参加させなかったそうです。

両親は十分考えたうえで決めたのですが、このやり方でデイジーが悲しみから逃れることはできませんでした。悲しみを乗り越えるには、自らが事実に向き合って悲しい気持ちをきちんと感じる必要があります。さもなければ、他のかたちで悲しみがあふれ出すだけなのです。声が消えたのは、祖母の死にまつわる悲しい気持ちを母親に打ち明けることができるようになってからのことでした。その後、デイジーが所属していたオーケストラの指揮者が若くして亡くなって、デイジーに再び声が聞こえてきたのですが、このときのデイジーは声を恐れることはありませんでした。

ピートは４歳のときに祖父が亡くなって以来、死について深く考えるようになりました。声が聞こえるようになったのは７歳のときで、弟のクラスメイトのキムという子が亡くなってからです。声のせいでピートは不安になって泣きながら家に帰ってくることもありました。キムの死を重く受け止めたピートは、キムの母親に毎日毎日バラの花を送りはじめました。

ピート一家は、キムが亡くなる直前に引っ越してきたのですが、ピートはすでに亡くなったはずの前の住人が歩き回っているのをときどき目撃していました。その人がピートの家の階段で首つり自殺したという事実を知ってから、ピートは気が滅入って、登校すらできなくなったのです。母親が彼を精神科医のところに連れて行っても通院は長続きしませんでした。

18歳になったピートは海軍に入りました。軍隊の訓練は規律が厳しく、我慢の連続でした。そこでピートは心身ともに丈夫になって自信がつき、ボスニアの戦地に派遣されました。そのころになってようやく声は消えました。ピートは悩んでばかりだった自分の幼いころの体験をもとに、今では声に悩む子たちに声とのつきあい方を助言してくれるようになりました。

悲しみは人の抱く感情のなかでも比較的強烈な気持ちです。死に直面すると、今まで味わったことのないようなさまざまな感情に見舞われます。しかしそれが不快だからといって、その感情を締め出して感じまいとしていると、結果として自分を見失い、声の影響が増す可能性があります。

最近は時代が進歩し、死者を弔う長々とした儀式は簡略化され、死がまるで火葬場で取り扱われる機械的な作業のようになってしまいました。昔は人が死んで悲しみにくれることは日常的なものでした。家族そして村全体で死を共有し、悼んでいたのです。近頃では、死者との別れを惜しみ泣き続けることは、愚かなことのように見えるかもしれません。けれども、現在もなお時間をかけて死者を弔う文化が残る地域も存在しています。アイルランドでは遺体をリビングに寝かせ、厳かな雰囲気で棺のまわりに集まって座り、ともに酒を酌み交わして故人を送る慣習があるようです。

家庭不和

調査に参加した子ども80人のうち23人は、家庭不和をきっかけにして声が聞こえはじめたそうです。やすらげるはずの家で声が聞こえれば、心は休まらずにとてもつらい状況だと思われます。声が生じる背景には、あなたが何かに圧倒され、先が見えずにもがいている状況があるはずです。

家庭不和はあなたが原因で起こっているわけではありません。親同士の問題になぜか子どもが巻き込まれてしまって生じていることが多く、子どもの立場ではそれをどうすることもできません。たとえば、父親が仕事を失ったら、家族の雰囲気は悪くなってしまいます。しかし、それは父親のせいでも、誰のせいでもなくて、不可抗力によるものなのです。家族の抱えている問題について正直に話し合わなければ、解決方法が見つからず、最後には犯人探しをするしかなくなってしまいます。

家族の病気

ポーラは父親が失業したときに声が聞こえはじめました。加えてポーラの母親は極度のストレスから重症の心臓発作を起こして命が危ない状態でした。ポーラは母親が病気になったことを受け止められず、母親の死を恐れました。一方、母親も途方に暮れて、ポーラの様子を見て恐れるばかりでした。声が消えたのは、父親の仕事がようやく見つかり、母親の病状も回復して、家庭の日常が取り戻されたときのことです。

調査では、重い心の病を抱えている母親をもつ女の子２人に話を聞きました。どちらの母親も普段はとても優しいものの、心の病のせいで、いらだつと暴力的になることがありました。そんな親との暮らしは大変でしたが、それをわかってくれる人が家庭にはいなかったため、気持ちの折り合いをどうつければよいのか学んでいくことができませんでした。声について悩み、なんとかしたかった２人は自ら調査に参加してくれたのです。

ソニアは赤ちゃんのときから声が聞こえていました。不安定な状況で声が聞こえはじめることに気づいたのは、両親が離婚して父親と暮らすことになってからのことです。声を減らすため精神科で治療を受けましたが、薬を飲み忘れたとき、学校に行ったとき、恋に落ちたとき、仕事を頑張らなければいけないときなど、ストレスが引き金になってさまざまな感情が沸き起こると同時に声が聞こえてきました。

「声が聞こえると自分がどんな気持ちでいるのかわからなくなる」「自然体でいられなくなって、自分の感じている気持ちが本当なのか疑ってしまう」とソニアは説明してくれました。

もう１人の女の子のアビガイルは、13歳のときに両親が離婚し、父親と暮らすことになりました。最初に聞こえてきた声は彼女の味方をしてくれたのですが、予期せぬ妊娠をして中絶手術を選択したあとから、彼女を責めるものに変わったのです。アビガイルは生活に支障をきたし、死にたい気持ちにさいなまれました。アビガイルにとって難しかったのは、怒りの感情のコントロールでした。怒りが抑えられなくなるといらだって暴れてしまうため、彼女は精神科で治療を受けるようになりました。数年後、声は自分の行動や感情をそのまま表現しているだけなのだという結論に至ると、ようやくアビガイルに聞こえていた声は消え、彼女は大学を無事に卒業することができました。

家族からの虐待

デイビッドは、家族に叩かれて庭の納戸に閉じ込められた７歳のときから声が聞こえるようになりました。両親が離婚したあと、母と義理の父との生活がしばらく続き、そのあいだも虐待を受けています。のちに実の父親と生活するようになりましたが、父親の仕事が忙しく、彼はひとりぼっちでした。10歳になると、弟とともに里親のところに引き取られました。里親は彼らを実の子のように可愛がってくれたそうです。声が聞こえることに悩まされていたデイビッドは、里親と一緒に調査に参加してくれました。

彼には虐待にかかわった実母、継父、叔父や叔母など10人ほどの声が聞こえ、生活に支障をきたすようになっていました。これまで受けてきた虐待のせいで、彼は感情のむらが激しく、家庭や学校で緊張を覚えるとすぐに怖がったり、いらだったりしました。特に怒りの感情のコントロールが難しいようでした。

意地悪な兄弟

調査では兄弟関係の影響について話してくれた子もいました。レベッカは「妹は私が欲しかったものすべてを持って生まれてきたの」「妹はおしゃべり上手で、かっこよく、賢くて、しかも美人なの」「声は自分と妹を比べていやなことを言うのよ」と話してくれました。

下の子とケンカばかりしている男の子２人の例をあげます。下の子たちは利発で、友人も多く、家での振る舞いもきちんとしていました。一方、男の子は２人とも頼れる友人がおらず、声のせいでむしろ友だちを遠ざけていました。詳しく話を聞いてみると、実はどちらの場合も、下の子は兄を馬鹿にして、からかっていたのです。けれども両親はそれに気づかず兄である彼らだけを叱っていました。

たとえばジョンの場合、両親とジョンと妹とで私を見送ってくれたときに、妹を突き飛ばしました。実は妹が両親にわからないようにジョンに向かって舌を出して馬鹿にしていたのですが、ジョンは言い訳も許されずにすぐさま両親に耳をつままれ叱られました。妹のようにうまく立ち回ることが苦手なために、ひとりで責められていたのです。このような兄弟関係があると、家庭の雰囲気は悪くなってしまいます。

調査のあいだに、徐々に２人の男の子は自信を取り戻し、下の子と張り合えるようになりました。兄弟にはそれぞれ生まれ持った力に差があります。それによって起こる問題は彼らのせいではありません。一方の子が恵まれて幸せそうに見えるとき、もう一方はそうではありません。一方が成績もよく、友だちにも恵まれれば、結果として争いや妬みが生じるのです。

ライアンは引っ越して、弟と部屋が別になることで声が消えました。弟は美形で、人づきあいも上手です。一方、ライアンは、さながら魔法の使えないハリーポッターのようでした。自分の部屋を持ったことで声が消えたという事実から、ライアンが兄弟との葛藤をかかえ、いじけていた様子がうかがえました。

遺伝的に同一の資質を持っている双子の研究では、双子のうちの１人だけに声が聞こえることがあります。それぞれの個性を決定づける養育環境や周囲の人間関係が影響している可能性があるのです。

両親の離婚

両親の離婚をきっかけに声が聞こえはじめた子は６人いました。

ジョシュは両親が離婚したあと、母と叔母の家で暮らすことになりました。ジョシュの祖父と叔父が亡くなったあと、ジョシュ以外は全員が女性という環境で過ごすことになり、近くにはお手本になるような男性がいませんでした。ジョシュは声が父親代わりの存在だと考えていたようです。

ルースは物心つく前からずっと声が聞こえています。両親は彼女の生後すぐに離婚しました。彼女は母子家庭になっても比較的うまくやっていましたが、実の母親までいなくなってしまうのではという不安でした。友人の両親が離婚したとき、声のせいで生活に支障をきたすようになり、まるで悪夢のような生活に変わりました。声は母親が父親と復縁するのだという話を語って彼女を眠らせなかったのです。彼女が家庭からの自立を決意したときに、ようやく声は消えました。

どんなに家族のことを愛していても、両親の仲が悪くなっておたがいを敵視するようになった場合、両親がそれぞれ密かに子どもを自分の味方につけようとすることがあります。どちらかの味方になるよう言われても、子どもにとっては無理な注文です。両親は自分たちの問題で頭がいっぱいで、子どもの気持ちに寄り添ってはくれません。

離婚が成立してどちらかの親と生活するようになったとしても、その片親がある日いなくなるかもしれないという不安に駆られることもあるでしょう。両親が離婚したのは自分のせいではないのかと自分を責める子もいれば、もう一度両親と仲良く一緒に暮らせることを夢見る子もいます。

離婚が及ぼす影響は家庭だけに留まらず、学校生活にも影響します。離婚をきっかけにして声をめぐる問題が大きくなり、成績が落ちたり、無力感が増したりして、さらに問題が複雑になることもあります。

引っ越し

引っ越しをしたあとに声が聞こえはじめた子もいます。ある2歳の子は引っ越した直後にがらりと様子が変わりました。とても短気になってしまったので、特別な施設に送られ、薬を飲むことになりました。母親は、声が聞こえるのは引っ越し先のせいだと考えて、家から悪霊を追い出すために霊媒師を呼びました。これによって少し声は減ったようでした。

ジェラルドは、隣家の80歳のおじいさんから、庭の井戸に農夫が落ちて亡くなった話を聞かされました。そのときから彼は家の中に漂う幽霊をはっきりと見るようになり、声も聞こえるようになりました。あるときテレビ番組を見て、幽霊とはさまざまな形で現れ、決して怖いものばかりではないことを知って、声を恐れることが少なくなったそうです。

スコットは屋根裏で第2次世界大戦の映像を見ていたとき、ベルギー人のナチス親衛隊の声を聞きました。霊媒師によるとスコットの前世は、氷の海でおぼれ死んだ軍人だったということでした。スコットはその説明を決して本気にしたわけではなかったのですが、少しほっとすることができました。

ちなみに、ここに出した例で強調したいのは、心霊現象が実在するかしないかという話ではありません。声に対して、どう考え、どのようにいちばんうまく対処したかという話です。

学校で起こる問題

クラスメイトからのからかい、教師からの不当な扱い、学業成績の低下をきっかけにして声が聞こえはじめた子が数人いました。子どもたちはたいてい、学校で起こっている問題を親に打ち明けないものです。このため、家族が子どもの問題に気づくのには時間がかかります。しかし、調査を進めるうちに、声の内容を糸口にしてこれまで語られなかった問題が明らかになることがあるのがわかりました。

学校でのいじめやからかい、暴力や脅しと声が関係していることがたびたびあります。いじめがきっかけで声が生じるようになった子もいますが、多くの子はいじめをきっかけに、味方だった声がいやなものに変わったといいます。調査では4割の子どもが自分のことをいじめられっ子だと思っていました。声によって怒りや不安の感情が強まり、心が傷つきやすくなります。不安気にしている子どもの態度を見ると、たいていのいじめっ子はさらにいじめてやろうと思うのです。声とクラスメイトの両方に注意を払ってうまく立ち回るのは大変なことです。

双子のひとりとして生まれたマリーナは、4歳まで小さな村に住んでいました。もうひとりの姉以外にその村には子どもがおらず、話す子もいなかったためか、おしゃべりは苦手なほうでした。引っ越した先ではじめて保育園に通いはじめたとき、マリーナが上手に話せないことに腹を立てた年上の男の子がマリーナの頭を壁に打ちつけて、彼女を泣かせました。これをきっかけにマリーナには声が聞こえるようになりました。聞こえてくる声とその男の子からの暴力について母親に相談できず、彼女は家にひきこもりがちになりました。

ポーリーンも学校でのいじめをきっかけに声が聞こえはじめた子のひとりです。彼女はいじめにあってから不安になり、引け目を感じて内気な様子になりました。そして同時に学校で彼女を否定する声が聞こえるようになりました。しかし試験に失敗して彼女の留年が決まったことで、むしろうまくいくようになったのです。学校の課題はすでに習ったものばかりで、やさしい内容だったので、成績も上がり、よい友だちもできました。このため、以前より学校が楽しくなったそうです。彼女を悩ませた否定的な声は消え、ポーリーンの味方をして学校生活の助言をくれる声が聞こえるようになりました。他の女友だちがポーリーンが男友だちと過ごしてばかりいると悪い噂を立てたときも、声が助けてくれました。

リチャードはちょっと風変わりでどもりがあることを学校でひどくからかわれてから、声が聞こえるようになりました。孤立してひきこもり、自分の感情をコントロールできなくなりました。とても怒りっぽくなり、悲しいときも混乱しました。

教師からの不当な扱いが声の聞こえるきっかけになった例もあります。ベンのお父さんはボスニア戦争に派遣されたのですが、戦地は死と隣りあわせの状況でした。ベンは父親が戦地に旅立つにあたって、父親の話題を避けることで不安や悲しい気持ちを乗り越えたつもりでした。学校ではなんとなく彼が悲しそうにしているのが見て取れたのですが、彼の悲しみの深さは誰にもわかりませんでした。ある日、自分の感じている気持ちについて自由に表現をしてみようという学校の授業があったときに、ベンは父親のことを話そうとして思わず言葉につまってしまいました。そんな彼のことを学校の先生がみんなの前でからかったのです。声が聞こえるようになったのは、彼の父親が夏休みをとって一時帰宅しているときでした。学校の先生の声でベンに財布を盗もうなどとあらゆるよからぬ企みをそそのかすようになったのです。

ジョシーは心の問題で精神科に通院していましたが、周囲の偏見を案じて通院のことを隠していました。たまたま診察の予約時間が学校の時間に重なってしまった日に、教室に戻ると学校の先生はプライバシーを配慮することなく、みんなにはっきりと聞こえるように「精神科の診察はどうだったんだい？」と聞いたのです。ジョシーは穴があったら入りたいような気持ちでその場を過ごしましたが、そのときからいやな声が聞こえるようになって、さらに不安になりました。

８人の子は学力にかかわるトラブルから問題が起きました。キャスパーはいくつかの身体の病気を抱えていたので、他の子と同じように通常の授業を受けることが困難でした。ヒアリングに問題があり、字を読むことが苦手で、てんかんを抱えている状態なので、学校の勉強についていくことができません。学校の勉強が負担になるなかでキャスパーに声が聞こえはじめました。

フィンは14歳のときに声が聞こえはじめました。学校にいるときや宿題をしているときに声がたびたび聞こえてくるため、学校生活に支障をきたしました。しかし、15歳になって最終試験で選択教科を決めた後は、苦手教科を受けなくてよくなったこと、新しい数学教師との相性がよかったことが幸いし、声は消えてなくなりました。

ジョンは、勉強が追いつかなくなってきた小学４年生のときから声が聞こえはじめました。声が算数のときに余計なことを話しかけてくるため、図を読み取るときに頭がごちゃごちゃして混乱してしまいます。歴史、地理、美術、交通ルールなど、彼の苦手な教科すべてにおいて、声はジョンの勉強の邪魔をしました。精神科を受診して処方を受けたところ、眠れるようになり、声が消えました。ジョンの攻撃的な態度もなくなり、学校や校外でのケンカも減りました。しばらく後に行った知能検査で判明したことですが、ジョンの能力ではその学校のレベルにはついていけなかったのです。転校した先は彼に非常に合っていて、勉強にもついていくことができました。

ジョアンの場合はジョンとは逆の状態でした。賢すぎたジョアンはクラスのなかで浮いた存在で、うまくやっていけないと感じるなかで、声が聞こえるようになりました。しかし、友だちができたことで声は消えました。

転校には、新しい環境や先生への不安、前の学校の友だちとの別れなど、不安がつきものです。ある子どもたちは、小学校1年生や中学校1年生など、新しい環境になるごとに声が聞こえるようになりました。また、何か新しいことを始めるときには大きなストレスがつきものですが、環境の変化についていけずに、声が聞こえはじめる子がいます。

マーティンはそろそろ中学校3年生になりますが、中学1年生になったばかりのときに声が聞こえはじめました。声は彼を助けようとするのですが、彼は甘えてはいけないと抵抗しました。すると声が自分の力は強いのだと主張し、マーティンや母親のことをのろま、ごみなどと罵りました。

ピアは中学1年生のときに声が聞こえはじめました。当初からクラスになじめず不安を覚え、自分のことをはみ出し者だと感じていました。クラスに入ると「この部屋はもう満員の部屋みたいね」という声が聞こえました。母親との関係にも問題があり、家庭でホッとすることがありません。緊張感のためにたびたび過呼吸発作に悩んでいましたが、声が聞こえはじめた代わりに、過呼吸発作は治まりました。

性的虐待や性被害

性的虐待やレイプは起きてはいけない最悪の問題です。被害者が被害を受けたことをまわりから信じてもらえないこともよくあります。ただでさえ罪と恥の意識にさいなまれるのに、「お前のせいでこうなっているのだ」と加害者に言い含められる場合があり、なおさらつらい気持ちに追いこまれます。そんな気持ちになったら、自分の被害体験を誰にも打ち明けられなくなるのは当たり前です。

幸いにも、最近の研究によって、性的虐待はめったにないことではなく、社会全体が考える問題であるという意識が浸透してきました。以前よりも被害者が周囲に打ち明けやすくなってきたと言えるでしょう。調査には、家庭内で性的虐待が今まさに起きている子は参加していません。ただ、4人の子どもたちは性的虐待をきっかけに声が聞こえるようになったことを打ち明けてくれました。

カトヤは男性関係がこじれるなかで、声が聞こえるようになりました。彼女は前からつきあっていたクラスメイトのマークと別れて、新しい人とつきあうことにしました。新しい彼氏は輸血後にHIVに感染した男の子でした。別れを告げられたマークは激高した挙句、他の生徒と一緒にカトヤにひどい性的暴行を加えました。カトヤは警察に届けを出しに行きましたが、毎回、声が違う内容の話を彼女に語らせようとするために、きちんと届出をすることができませんでした。そこで、混乱しないよう話の流れを書き留めたうえで届出をしたのですが、クラスメイトたちはみんな、彼女の作り話だと言って信じてくれませんでした。それに絶望して、カトヤは自殺未遂を起こしました。

ジニーは隣の家に住むスコットにレイプされました。スコットは2人の友だちにジニーの腕を押さえつけさせ、ことに及んだのでした。ジニーは父親と警察に行き、被害を訴えましたが、警察から申し出を取り下げるよう勧められたのです。そこでいったん訴えを取り下げたのですが、数日後にやはり訴えることにしました。警察で2回目の面接を受けたとき、触られた身体の場所やジニーが拒否したかどうかなどを警官から確認されるうちに、声が聞こえはじめました。声が聞こえてもジニーは訴え続けました。ジニーとスコットの家族はそれぞれ上司と部下の関係で、仲もよかったのですが、徐々に関係が悪化してジニーの父親は職を失ってしまいました。家族は町のなかで村八分の状態になり、数年後に引っ越すことになりました。精神科医は、彼女のことを人格障害と診断し、彼女の話を嘘だと考えて信じてくれませんでした。その結果、味方でいてくれた両親までもが彼女を疑うようになりました。ジニーは孤立して、他人に振り向いてもらうために、性的暴行の作り話をすすんでするようになったのです。

ローラは6歳のころから声が聞こえていますが、12歳のときにその声はいやな内容の声に変わりました。数年後には別世界にトリップするような感覚も体験するようなり、15歳で自分で自分を傷つけるようになりました。調査のなかでローラは声が悪いものへと変化した経過を話してくれました。12歳のとき、彼女より年上だった彼氏が彼女にドラッグを使い、友人にレイプさせたとのことでした。このときのことを思い出すと声が聞こえるようですが、彼女はこれまで周囲に打ち明ける勇気はなかったとのことでした。

性的被害は女の子にとって大変つらい経験です。罪や恥といった自分を否定したくなる気持ちと戦いながら、警察の取り調べで味方になってくれる人がいないなか、周囲の怒りや否定にさらされることがあります。性的虐待や性的暴行は裁かれるべきれっきとした犯罪だと法律には記されているのですが、法律は被害を受けた人を周囲の人々の反応から守ってくれるわけではありません。加害者である男性を刑務所に入れようとはせず、精神症状に苦しむ女の子を精神科に連れて行くことも実際には多いのです。性的被害は深刻な問題であり、周囲の人々の支援がとても大切です。

入　院

入院をきっかけに声が聞こえるようになったり、あるいは聞こえている声がいやな内容に変化したりする例があります。

ジョージに聞こえている声は彼の行動への簡単な助言程度だったのですが、入院後に彼のことを否定するものに変わりました。ひどいときは、創作活動の時間に何を作るか選ぶだけで混乱して怯える状態になりました。

ジェインは骨盤形成不全のため、生後２か月からずっと矯正器具を装着していました。のちに声を体験する彼女は、コルセットが必要なこの病気にかかったせいで声が聞こえるようになったのだと自分の障害のことを恨みました。

事故の目撃

大きな事故を目撃したことで声が聞こえはじめることもあります。

エリオットは12歳のときに声が聞こえるようになりました。このころ、自宅の工事が予定どおり進まないために３回も仮住まいへ引っ越すことになり、家族はみんないらだっていました。また、彼は中学生になって兄と同じ学校に通うことを楽しみにしていたのですが、手違いで兄と違う学校に入学が決まっていました。さらにしばらくすると、祖父と叔父が相次いで亡くなりました。睡眠不足が続くなかで、声が聞こえるようになりました。３年が経過してエリオットが15歳になったとき、ひどい事故を目撃したあとからいやな内容の声が聞こえるようになりました。兄の友人が出場するサッカーの試合を観戦するために兄と母親とエリオットの３人で出かけたのですが、ゴールキーパーを務めるその友人がボールを処理するために飛び出してガラス窓に激突し、大量に出血したのです。兄と母親が懸命に手当てをしながら救急車の到着を待ち、意識不明となった兄の友人はなんとか一命を取り留めました。エリオットの家族は2日間、事故について話し合いましたが、声が否定的な内容に変わって、エリオットは一言も話ができなくなりました。そのため、家族のそばにいたにもかかわらず、事故の当時、家族から忘れられているような疎外感を感じたというのです。私たちは面接で、エリオットの心の傷について丁寧に尋ねました。母親に促され、面接のなかで、彼は事故について少しずつ語ってくれました。事故のときに感じた気持ちを聞き取るうちに、エリオットは安心を覚え、声は消えました。

自分以外の人に声が聞こえていないことを知ったとき

ターニャは物心ついたときから声が聞こえていました。彼女は自分以外にも誰もが声が聞こえているのだと思っていました。しかし、実はそうではないことを知って、声がいやなものに変わりました。彼女が他の子よりも読み書きが苦手だということがわかったのもこのときです。声はターニャを威嚇し、意地悪になりました。ターニャは精神科ではなく、超能力開発研究所に連れて行かれました。ターニャはそこでは少なくとも病気にかかった患者として扱われることなく、特別な能力を持っている子として扱われました。家族はターニャの声の体験について隠さず、彼女の味方になってくれました。しばらく経って、ターニャは、学校に行って苦手な読み書きをしているときに声が聞こえてくるのだということをようやく理解しました。

自分が人とは異なると感じる体験はとてもいやなもので、それがきっかけになって声とうまくつきあっていけなくなる子はターニャ以外にも何人もいました。

何か恐ろしいものを見たとき

3人の女の子は何か怖いものを見ると声が聞こえてくるのだと教えてくれました。1人の子は幼い子の手術のポスターを目にすることで声が出てきましたし、児童誘拐殺人犯のポスターを見て怖くなり、声が聞こえはじめた子もいました。お化け屋敷がきっかけになった子もいます。

友人や恋人との関係

友人や恋人とうまくいかなくなって心が傷ついた結果、声が聞こえはじめた子が2人いました。この2人の場合、裏切られた、見捨てられたと感じ、対応の仕方もわからず、怒りのやり場もありませんでした。傷ついた心を癒すこともできず、感情をためこむことでこの子たちは声が聞こえるようになったようです。

医学的要因

まわりに聞こえない声が聞こえたり、何かが見えたりする現象の裏側には、脳腫瘍やてんかん、けがによる脳損傷、失神、偏頭痛、ナルコレプシー、脳炎、髄膜炎など、脳へのダメージが関係している場合があります。これらの病気では、その他にもさまざまな症状が出てきます。さらに文献によると、目の見えない人や、耳の聞こえない人が同様の体験をしやすいことも知られています。

調査に参加したなかで、てんかん発作を合併する子は何人もいましたが、てんかん発作が起こったときに声が始まるというわけではありませんでした。

薬物の影響も報告されていますが、頻度や関係については不明な点も多いままです。調査に参加したなかには違法薬物を使用したという子はいませんでしたが、処方薬の副作用を消すためや、自分の抱えている問題から逃避するために違法薬物を使用する人がいます。こういった薬物は幻覚を引き起こします。

なお、季節によって悪化する例や、月経前に声が聞こえてくるという子もいました。

まとめ

調査では、声が聞こえる子どもたちの85%は最低ひとつ以上のトラウマ体験がありました。なすすべなく、トラウマに圧倒されて自分の気持ちがどうすれば楽になるのか、どう気持ちを表現すればいいのかわからないままになっていました。その状態がさらに子どもの不安を増大させ、もう誰にも助けてもらえないという気持ちに子どもを追いやります。自分に何が起こったのか正しく理解して自分の行動や自分の気持ちについて話し合うことが、次の問題にどう対処し、自分の感情にどう向き合うかを考えるためにとても大事なのです。

5

声が聞こえてくるきっかけ

声をうまくコントロールするには、まず声について知ることが大事です。声はいつ、どんな場面で、何をしているときに生じてくるのでしょうか。声が聞こえるきっかけ、そのときに感じる気持ちに注目してみましょう。多くの子どもたちは、声がたいてい決まった状況で聞こえてくることに気づいていませんでした。このことに気づいていない場合、声が唐突にこちらの都合おかまいなしであなたを困らせるために出現したかのように感じられてしまいます。

声が聞こえやすい時間帯

私たちの調査で、37%の子どもたちがいつも同じ時間帯に声が聞こえると答えています。いちばん多い時間帯は夕方でした。夕方は疲れがたまって、声を無視する余裕がなくなるからなのかもしれません。調査では声が聞こえてくる時間帯はおおよそ同じです。そして、決まった時間帯に声が聞こえる場合、対処法を決めている子が多いようです。

夕方の時間帯というのは、たとえばテレビを見ているとき、家族とトランプゲームをしているとき、眠くなって寝室に行くとき、あるいは寝室でゲームをしたり本を読んだりしているときなどでした。こういうときには、声のことを両親に伝えて、寝室のドアを少し開けておいてもらったり、部屋を少しだけ明るくしてもらったり、ベッドにおもちゃを持ち込んだり、リラックスできる音楽をかけたり、眠るまでお母さんに添い寝してもらったりするとよいようです。親子で解決方法を一緒に探すことが重要です。

声が聞こえやすい場面

自宅、町中、学校など、どのような場所で声が聞こえやすいかを調査しました。ある場所に限って声が聞こえて気持ちが落ち込むような場合、声はその場所にまつわる記憶と密接な関係があるはずです。半数以上の子どもたちは登校中や就寝時に声が聞こえており、さらに20%は教室や寝室など決まった場所で声が聞こえていました。学校で声が聞こえる子たちは、実際に学校でいじめを受けたり、教師からいい扱いを受けていなかったり、また字が書けない、読めないなどの問題を抱えていて学業面での支障があったりしました。これらはたいてい子どもから大人に相談しにくいことです。

ここでは学校場面で起こりやすい、いじめと学業不振についてとりあげます。調査では37%の子が自分はクラスの中でもいじめられやすいと自覚していることがわかりました。声が聞こえる状態では、声がもちかけるさまざまな問題のせいで、まわりの友だちと余裕をもってつきあうことができなくなっています。このため、引っ込み思案な態度になってしまい、その態度がいじめの呼び水になるという悪循環が生じていることがあります。

ある女の子は同級生３人の女の子からいじめられていました。彼女はときおり聞こえてくる声に対して大声で言い返すことがあり、そのせいでさらにいじめられました。女の子は母親に相談し、校長先生に対策を講じてもらいました。翌年ようやく学校のいじめはなくなって、学校で声が聞こえることはなくなりました。

小学校低学年の学習内容はさほど難しくないため、苦痛を感じる子は少ないのですが、3年生くらいになると徐々に勉強についていけない子が増えてきます。学校の成績が悪かったり、逆によすぎたりした場合、子どもたちは自分だけ仲間外れになった気持ちになって孤立します。そんなときに、声が聞こえるようになったり、もともと聞こえている声が不快なものに変わったりします。逆に周囲の状況が改善するにつれて声が消えることもあるようです。

転校、新学期、進学など、子どもを取り巻く状況が変わることで自然と問題が解決して、声が聞こえなくなる例もありました。

サイモンは中学校2年生まではうまくやれていましたが、3年生になると勉強についていけなくなり、いらだって反抗的になりました。そして学校をやめて父と叔父が経営する材木工場で働きました。当時の彼は本来の才能を発揮できていませんでした。ストレスがかかるとすぐにいらだち、仕事を得るために学んだり、将来の夢を語ったりする余裕はありませんでした。しかし、サイモンに聞こえる声が他人の考えを解説してくれることもあって、声に心底困っていたわけではありませんでした。

また、小学校から中学校へ進学して環境が変わると同時に声が聞こえはじめた例もあります。

リリアンを最初に診察した精神科医は、試験期間中に不安で声が聞こえて苦しんでいる彼女の相談にあまりのってくれませんでした。中学校3年生になって、母親にお願いして病院を変えました。新しく彼女の担当になった医師は、不安と声が関係するのだと説明してくれました。その説明でリリアンは少し納得できました。その後は、たとえ声が聞こえても生活に支障はなく、彼女はインテリアデザイナーをめざして学校に通いました。

９歳のサスキアは、物心ついたときから声が聞こえていました。彼女が学校の勉強についていけなくなるにつれて、声が彼女を責め、怖がらせるようになりました。彼女とそのきっかけについて話し合ううちに、ちゃんと字が読めないと気づいたのと同じ時期に自分だけに声が聞こえていると気づいたことがわかりました。声が誰にでも聞こえるものだと思っていた彼女は、自分が特殊な存在だと知ってしまったのです。それ以来、彼女は秘密を抱えるようになりました。読み書きができない状態は、一般に「読字障害」「書字障害」もしくは双方をまとめて「学習障害」と呼ばれます。図表を読み取ったり、文字を理解したりするのに支障があるため、学校の勉強についていけず、サスキアのように苦しむことがあります。

なぜ決まった場所で、いつも声が聞こえるのかを一度よく考えてみることが大事です。その分析ができれば、その場所に対する気持ちを切り替えたり、そうした場所そのものを避けたりすることができます。あるいは、声の話を聞くのはこの場所でだけ、と決めることだってできるのです。別の場所で声が聞こえてきたら、「ここじゃなくて、あとであっちでね」と声に向かって言うことができます。

声が聞こえるときにとっている行動

半数の子どもたちは、何らかの行動がきっかけになって声が聞こえてくるようです。何人かの女の子は外出することがきっかけになって声が聞こえると言いました。彼女たちは、家の外でいやな経験をしたので、どこに行っても安心感が持てないままなのです。そういうときは、携帯電話やぬいぐるみなど、安心感が得られるものを持ち歩くのはどうでしょうか。ボーイフレンドとなら外出できるという女の子もいました。

エミリーには部屋をきれいにしておかないときまって声が聞こえ

ていました。声はのんびりしているエミリーのことをとがめて、「もう一度やれ」と言い出します。一度声が掃除にこだわりだすと、午前中ずっと続きました。彼女は学校が合わずに辞め、家政婦になることもせず、結局ボーイフレンドと暮らす道を選びました。

15歳のポールは自殺未遂を起こして精神科に入院していました。病棟では独り言をしゃべりつづける患者さんと同室になりましたが、その独り言を聞き流すことができず、そうなると声がさらにひどくなるのでした。ところが、週末に帰宅すると声はおさまります。だんだんと、しおれた草木のように弱っていくポールを父親も心配しました。そこで、両親はポールに声が聞こえていることを受け入れて、試行錯誤を繰り返しているのだと考え、家に引き取ることにしました。その後は、ひどい発言をする声は現れなくなり、正しい助言をくれる声だけが残りました。ポールは毎朝声と対話することで、日常のさまざまな誘惑から距離を置いて強く生きる力を得ています。

フィリップは学校でパソコンを操作していると決まって声が聞こえました。彼はパソコンを苦手にしていて、いつも強いストレスを感じていたのです。また、彼が楽しくすごしているときにも声が聞こえてきて、ぶちこわしになることがありました。声は彼が楽しい気分でいてもらいたくなかったのです。

何かをしているときに声が聞こえるならば、自分がしていることを日頃どう感じているのか、それは声と何か関係があるのか、見直してみるとよいでしょう。

いつかは変わる日がくる

私たちの調査によると、時間帯、場所、やっていることなど、声のきっかけになるものはだいたい変わりません。しかし時が経てばトラブルは変わります。というのも、時が経つにつれ子どもたちの生活は変わっていくからです。

子どもたちの多くは進級や転校をきっかけに声が減りました。よく眠れるようになったり、いじめに抵抗することでいじめが減ったりして、声が消えることもあります。

大切なのは、声が聞こえていることをタブーにせず、家庭はもちろん、学校でもより多くサポートしてもらっていると、子どもたちが感じられるようにすることなのです。

6

声と感情の関係

たいていは、あなたが恐れたり、悲しんだり、怒っているときに声が聞こえてきます。つまり、何かしらの感情と一緒に声が現れるのです。特にあなたが自分の感情を扱いきれなくなったときに声が聞こえます。自分の感情を扱いきれないときというのは、たとえば、自分の感情に向き合いたくないとか、自分がなぜそんな気持ちになったのか理解できないときのことです。何かを感じると同時に声が聞こえると、声に自分を見透かされているように感じてとても怖くなります。また逆に、声を聞くと同時にあなたの中に感情が沸き起こるので、声と感情の関係を理解するのはいささかやっかいなのです。声はたいていあなたが抱える問題をずばり指摘してきたり、出てきてほしくないときにわざわざ出てきて、あなたを困らせます。

そもそも、自分の感情をうまく扱うというのは難しいものです。たとえば「あなたの気持ちを素直に表現して」と言われて、スラスラと言葉にできる人はあまりいません。また、強い悲しみやむなしさを感じたとき、自分の感情をどうしてよいかわからずに、素直に感情を表現できない場合があります。
もしも、あなたの大切な祖父母や友だちが突然亡くなったらどうでしょうか。あるいは両親から虐待を受け、家庭のなかで愛されずに育つと、生きる理由を見失って、感情を失ってしまう場合もあります。また、学校では学業や部活、友人関係などでうまくやっていくことが求められますが、それがうまくいかないときに自分の感情をどう扱えばよいかわからなくなることがあるでしょう。
大切な人の死や家庭や学校でのつらい体験の責任があなたにあるわけではありません。「責任もないのに、なぜ自分が苦しむのか？」という思いからあなたは複雑な感情を抱くのです。
感情と記憶はつながっています。ある感情が出てくると、不快な記憶も同時によみがえることがあります。そしてつい、その不快な感情を消したくなるのです。たとえば、恥ずかしい記憶や、罪の意識や無力感を覚えるような思い出したくない記憶は誰しもが抱えているものです。虐待（身体的虐待、性的虐待、心理的虐待、ネグレクト）を受けた子たちはそんな記憶やそれにまつわるつらい感情をしばしば抱えています。特に性的虐待の場合、加害者が「こうなっているのはお前が悪いからだ」とか「お前が誘ってきたのだから」と自分の行いを正当化し、「誰かに言ったらひどいことになるぞ」と脅すため、助けを求められずに、被害が繰り返されることがあります。誰かに打ち明けるのはとても恥ずかしいことかもしれませんが、心の傷を最小限にするためにも早く誰かに相談して問題を解決する必要があるのです。もしも近くに信頼できる人がいない場合は、なんとか相談にのってもらえそうな大人がいないか探す必要があるでしょう。事実を隠せば隠すほど問題は大きくなってしまいます。
思い出したくない記憶やつらい感情が声と関係し問題になることを述べましたが、他にも、感情のコントロールができない、もしくはコントロールの方法を知らないことが問題になることがあります。いったん怒ったら止まらなくなって、思わぬ暴言を吐いたり、誰かを傷つけてしまわないか不安になりながら、必死に怒りを抑え込んでいる人がいますが、それには限界があります。感情の行き場がなくなった結果、声が聞こえてくることがあるのです。
声が聞こえる人にとって大事なことは、子どもであれ大人であれ、複雑なことでも、話すのが恥ずかしいことでも、なるべく自分の感情を相手に伝えることです。自分の感情について話題にするやり方を学んでいかないと、抑え込まれた感情に関する声が聞こえてくるようになります。感情について話すことができれば、声の役割は変わり、むしろ声がときに役に立つアドバイスをくれるようになるかもしれません。
この章では、恐れ、怒り、悲しみ、不安や心配、罪悪感、孤独感、幸福と不幸という基本的な感情について解説します。

恐れ

はじめて声が聞こえれば、恐ろしいと感じるのは当然です。しかし、声自体よりも子どもたちが恐れているのは、声が語る怖い話や声によって呼び起こされるいやな記憶、そして言われたくないことを指摘されることです。
67％の子どもたちは、「怖い」と感じたときが声の聞こえるきっかけになっていました。たとえば、暗い場所や特定の映画や人物がきっかけになって声が聞こえてきたようです。いったん怖いと感じれば、声はさらに怖いことを言ってあなたを追いつめます。そして怖さが極限に達すると感情がマヒした状態になります。15％の子どもたちはこのようなマヒを体験しているようです。なお12％の子どもたちは、あまりにも怖くて言葉に耳を傾けることもできませんでした。
ポーラの例では、自宅の向かいの祖父の家に強盗が入りました。まわりの大人はそれなりに防犯対策をきちんと立てたので多少は安心していましたが、ポーラは強盗のことを思い出すだけで怖くなってしまい、声が聞こえるようになりました。声は強盗が入った状況を詳しく解説しました。加えて「あそこに歩いている奴は、強盗犯の可能性があるぞ」などと余計なことを言うのです。おかげでポーラは、通行人が本当に強盗なのかどうか確かめるのに長い時間を費やさなければならなくなりました。このせいで彼女は疑い深く、いつも怯えるようになりました。

恐れの感情を鎮めるには、自分のすべきことに集中するのがいちばんです。怖がっている人をまわりがいくら安心させようとしても、たいていうまくいきません。たとえ親でも、怖がっている子に対してどうすることもできないことが多いようです。どんなに怖くても自分で対処方法を見つけ解決するしかないのです。

恐れの感情は日常にありふれています。たとえば自転車に乗っているとき、多少の恐れを感じることで安全に運転ができるのです。しかし、度が過ぎると、事故を恐れて自転車にすら乗れなくなることもあるかもしれません。これは、恐れの感情とのうまくつきあえていない例です。うまく生活するためには、恐怖を感じたときに、それを感じるのは当たり前なのか、考えすぎなのか、よく吟味する必要があります。

ときに、子どもが夜中に怖がってベッドから起きてきたときに、自分のベッドで添い寝をさせる親がいます。しかし、これが長く続くのは問題です。気持ちの落ち着かない子をそばに置いて眠れば、親も十分に睡眠が取れなくなって気持ちも滅入るでしょうし、日中に眠気がして仕事に影響するかもしれません。

怖かった声はそのうちに変わっていきます。私たちの調査では、だいたい半数以上の子どもが１年以内に声とうまくつきあえるようになって、恐れることはなくなりました。

ローラは「声の言うことを真に受けないようにして、怖いのは減ったわ」「声が言うことは本当なのかよく考えるようにしたのよ」

「そうしたら、たいてい声は本当のことを言わないことがわかったの」と言います。

ヤコブは学校に適応できなかったのですが、転校した後に状況が変わり、余裕のある強い子になりました。同時に聞こえてくる声の数も減って、声との関係もよくなって、場合によってはヤコブに役立つ助言をくれるようにもなりました。

恐れの感情のよい面は、危険を予知し身を守るのに役立つことです。恐れているからこそ、道路を渡るときに周囲の安全を確認するのです。しかし、恐れの感情のままに、いろいろなことを避ければ、行動範囲は限られ、あなたの世界は狭まってしまうのです。

怒り

怒りは恐れの感情とならんで、もうひとつの重要な感情です。しかし、怒りの感情をうまく処理できない子どもたちがときどきいます。怒ることはとても自然なことなのですが、この感情が虐待やいじめが原因で生じているとなると簡単に処理することはできません。

虐待する大人から身を守れなかった子どもは、やり場のない怒りを自分の中にため込みます。怒りのコントロールができずに家族と口論した末にとんでもない悪態をつく子もいるでしょう。また、怒りの感情をあらわにするのはよくないことだと家族から教わっていて、自分の怒りをため込んだまま困っている子も稀ではありません。自分のことを人に伝えることが苦手で、怒っているときもどうそれを表現してよいかわからない子も結構います。このような怒りの感情をうまく扱えない子はいじめのターゲットにもなりやすいという問題があります。怒りの感情の扱い方に問題があるならば、助言をくれるよい理解者を見つけることが大事です。

声が聞こえる子どもたちのうち約半数は、怒ったときに声が聞こえてきます。声が聞こえるせいで怒りを抑えられなくなる人、怒りの感情を我慢すると声が聞こえてくる人など、声が聞こえてくる理由はさまざまです。

怒りの感情の扱い方はいささかやっかいです。それは学校で学ぶようなものではなく、自分で身につけるものなのです。怒っているとき、きまって人はだれかを攻撃したくなります。攻撃が許されるのは、ルールのあるスポーツの世界だけで、それ以外ではタブーです。自分の怒りの鎮め方がわからず、いつ自分が怒り出すかわからなければ、自分のことが怖くなり、じっと我慢するしかない無力な自分にうんざりすることでしょう。

アレックスは感情の表現が上手ではない子で、大事なことは真面目に答えずにはぐらかす傾向にありました。「そうだよ」か「ちがうよ」のどちらかで適当に返事をするか、都合が悪ければ話題を変えて、自分の気持ちをなるべく語りませんでした。しかし、調査を続けて私との関係が築けてくると、ようやく怒りの感情をため込みやすい自分の傾向に気づき、相談してくれるようになりました。一度、アレックスが兄に向かって椅子を振り上げたことがありましたが、その理由を詳しく聞き取るうちに、自分の問題に気づいたようでした。そのことに気づいてからはなるべく自分の感情を人に伝えるよう、アレックスは努力するようになりました。それまでは人との接触を避けてパソコンにばかり向かい、両親が近所の人たちを呼んでバーベキューをしても、彼はひとり隅っこでつまらなそうにしていたのです。そんなアレックスを母親は黙って見守っていました。自分の傾向を学んだ彼は、積極的に自分の気持ちを人に伝えることで自信がつき、彼女もできて、学校でも楽しく過ごせるようになって、怒りを爆発させることがだいぶ減りました。

アレックスのように、怒りの感情を押し込めて、ときに爆発させるというやり方を見直すこと、そして早めに自分の感情を知り、人に伝えて解消する方法を身につけることが重要です。そしてもうひとつ、怒りの感情を他の方法でやりすごすことも必要です。たとえば、枕を叩くとか、ボクシングやドラム、柔道を習ってみるなどの試みは役に立つかもしれません。怒りの感情を極限までため込んでいると、そういった状況を察して、自然と人が離れていき、孤立して周囲に敵を作ることになります。

面接を続けるうちに、多くの子たちは、怒りの感情のコントロールが徐々に上手になっていきました。同時に聞こえてくる声にも変化が見られ、怒った声が聞こえることも減っていきました。そして、自分の気持ちを相手に伝えながら、自分の強みを発見し、自分に何ができるかひとりで考えるようになっていきました。

悲しみ

約半数の子どもたちは、悲しみを感じたときに声が聞こえてきます。悲しみの感情を素直に表現することはあまり多くありません。みんなの前で泣くことは子どもじみているから泣くものではないと教わってきた子も多いことでしょう。本当は悲しいのに我慢すれば、気持ちが沈んでうつ状態になることもありますが、そんな状態になることを許さない厳しい風潮すら存在します。

21%の子どもたちが、大切な人を失うことがきっかけになって声が聞こえはじめていました。まだ人生経験の浅い若者が、どのように死について考え、学べばよいのでしょうか。大人であっても死というものを恐れているので、それについて考えたり、語ったりすることを避けています。死後の世界を考えることで多少気持ちは楽になるかもしれません。しかし、死んでしまえば亡くなった人とは会えなくなり、魂を宿していた肉体は消えてなくなります。自分の中にぽっかりと穴が空いたような気持ちになり、愛する人にもう会うことはできないという喪失感を味わいます。さらに、愛する人の思い出が少しずつ消えてゆき、新しい思い出を紡いでいくことができなくなるという事実は、受け入れがたいことでしょう。

面接を続けるなかで、悲しみの感情をうまく扱えるようになったのはごく少数の子たちだけでした。喪失感や悲しみを乗り越えるのは大人であっても難しいことで、泣くこともうまくできない子にとってはなおさら大変です。

姪が6歳で幼くして亡くなったとき、みんなが悲しんで泣いているなか、ジョンは泣くことができませんでした。両親はジョンがあまり感情表現が上手ではない子だと知っていたので、お葬式のあいだ、その気持ちを丁寧に聞きとるように努め、少しでも死や悲しみについて話すよう促しました。このように話せたことで、それ以降、ジョンに聞こえていた声はすっかり消えました。

不安や心配

不安や心配を感じやすい子や自分の言葉に自信が持てない子が多くいます。声が聞こえる子のうち37%は、不安になったときに声が聞こえてくるようです。

ピアは何かをしていて不安や心配を感じると「絶対そんなことをしちゃだめ」という声が聞こえるために、いっそう不安になりました。また、「自分のしていることは間違っていないか」「本当にこれでいいのか」という迷いがそのまま声になって聞こえました。同様の体験をしている子はピア以外に何人もいます。

授業中、スポーツの試合中、何か選択を迫られるときなど、さまざまな場面で判断を迷うことがありますが、そのたびに声が聞こえると生活に大きな支障をきたします。ミリーの場合、聞こえてくる声がミリーのやることなすことすべてに反対します。たとえばピンクと青のボトルシャンプーのどちらを使うか選ぶ場合、本人は女の子だからピンクと思っているのに、声は青を選べと言うので、とても不安になりました。結局、声の機嫌を取るためにミリーは青のボトルを選びました。

声をそのままにしておくと、しまいにはサンドイッチの中身、今日着ていく洋服、夕食の内容などすべてを声に決められてしまいます。声にいろんなことを決められるのは問題です。いやなことは断固として受け入れず、せいぜい参考にしておくくらいにしないと、声の影響力はさらに強まります。

声のせいでどうしていいかわからなくなる子は珍しくありませんでしたが、次第に子どもたちは成長して声に影響を受けずにすむようになります。声に影響されず、きちんと決断ができるようになるのです。声に影響されないための工夫として、２つのものからひとつを選ぶときには評価項目を設定して点数をつけ、より多い得点のほうを選ぶことにしたり、頭の中にてんびんを思い浮かべて、傾いたほうを選ぶようにしている子がいました。フロリスは「去年は声のせいで好きなものを選ぶのが難しかったけど、今は自分が何に惹かれているのかはっきりわかるわ」「レストランでは大好きなポテトチップがついているものを選ぶことにしてるし、もう迷わないわ」と自信をもって話してくれました。

自分の意見をきちんと担当のセラピストに伝えられない子や大人任せで自分の決断ができない子が声の影響を受けて不安になることが多い、ということが調査の結果よりわかっています。

罪悪感

罪の意識を打ち明けることは、羞恥心が働いて、誰でも抵抗があります。なので、話題にしづらい感情です。あなたが罪悪感にかられていても、まわりの人と話し合う機会はあまりないのかもしれません。しかし、話をしないと、ひとりでくよくよ考えた結果、極端で間違った結論に至ることがあります。特に自分が期待された役割をこなせないときや、目の前のことになすすべもなく無力に感じるような場面で多くの人が罪悪感に悩まされます。

虐待の被害者は、自分が悪いわけでもないのに、自分のことを責めてしまうことがあります。加害者が「お前のせいだ」と言えば、容易にそう信じ込んでしまいがちです。しかし、間違ってもそんなことを信じるべきではありません。

さらに両親が離婚するときも罪悪感が生じることがあります。両親が幸せに結婚生活を送れなかったことが自分の責任であるかのように自分を責める子がいるのです。しかし冷静に考えれば、離婚とは結婚した２人の男女の間で起こる複雑な問題です。子どもは離婚の被害者であって、子どもに責任はないのです。人と相談すればそんな思い込みで苦しむことなく、罪の意識も軽くなるかもしれません。

しかし、虐待や両親の離婚問題について気軽に相談できる人がどこにでもいるわけではありません。そのため、罪の意識をぬぐえないまま、声が聞こえてきてさらなる罪悪感に悩まされることになるのです。一度罪悪感にとらわれると、過去を後悔してばかりで現在の問題に集中できません。

難しいことかもしれませんが、この感情について勇気をもって他人に打ち明けることが大切です。信頼できる誰かに話すこと、もしくはチャイルドラインなどの電話相談も助けとなるはずです。

孤独感

まれに孤独を好む人もいますが、多くはそうではありません。約1/3の子どもたちが、ひとりになったときに声が聞こえるようになったそうです。ひとりで何もしないでいるときは声がいちばん聞こえやすい状態です。他に気をそらすこともできず、声の影響力は大きくなります。たまには声が孤独感を癒してくれる例もあります。

たとえば、誰も友だちがいない孤独な人に、喫茶店でコーヒーを飲むときの話し相手をつとめる声が聞こえてくるのならば、さほど悪いことではありません。孤独でも、充実した生活を送れているのであれば、声が聞こえてもさほど悪いことは起こりません。

しかし、たとえば入院中のときのように何かがうまくいっていないときなどは、一日中声の言うことが気になって仕方がなくなります。声を非常に恐れていたり、声のせいでとても混乱している場合、なかなか声から意識をそらすことができません。

こういう場合、日常生活を規則正しくして予定どおりに活動するのもよいでしょう。なるべく日々の生活リズムを保つことを意識し、声が邪魔になる場合は「今は無理だよ、あとでね」とはっきり声に宣言しましょう。

幸福と不幸

声はある感情を強化する傾向があります。声のせいで「自分は不幸だ」と感じた子は17%、声のおかげで「幸せだ」と感じた子は12%、「愛されている」と感じた子は８%いました。このように、感情は声の影響によって肯定的にも否定的にも変わります。

まとめ

声は感情と密接な関係があります。特にあなたが処理しきれない感情を抱えている場合、声が聞こえやすくなります。しかし、感情を言葉にして相手に伝えることで、感情がコントロールできるようになるはずです。これは練習あるのみです。心理学を学んでそれを身につけた人もいましたし、カウンセラーや精神科医などの心の治療に携わる人、もしくは信頼できる大人に相談しながら感情のコントロールを学んだ子もいます。気持ちをつつみ隠さず心を開くことで、さまざまなことを学び成長できるのです。

7

声をどう理解すればよいか

人はよく理解できないときに、何か理由をこじつけてでも理解したいと望むものです。目の前で起こっているわからないことが説明でき頭で理解できれば、得体のしれないものに怯えることはなくなります。言葉にすることで、体験談を他人と共有し、孤立感を解消することができます。

声が聞こえたばかりのときは誰しもが自分に起きている事情をうまく理解できていません。このため、どう人に相談すべきかもわかりません。しかし自分に起きていることをなんとか言葉にして他人に伝えることで、声が聞こえることが徐々に生活の一部になっていきます。

なお、声をどう解釈するかでその後の対処が変わります。もしも声を心の病気の症状だと解釈するならば、ひたすら理想の医師を探し続けることになり、自ら声に対処しようとしない人もいるでしょう。声が聞こえてくることを比較的ありふれた体験だととらえるなら、他人と相談したり、自分で考えたりしながら対処方法を学んでいけることでしょう。

声に関する子どもなりの解釈

声が聞こえている子どもは、それを生まれ持っての特殊能力だと考えることが多いようです。まわりの大人が使う「幻聴」という言葉は知っていても、本当の意味はわかっていないようです。子どもたちは、未来を知る力、心を読み取る力としてだけでなく、自分を助け、助言をくれる存在として声のことを理解しているようでした。

声のことを誰かに打ち明ければ、肯定的な態度で興味を示してくれる人もいるかもしれませんが、誤解を受ける場合もあります。たとえば、「お父さんが将来何かの事故に巻き込まれるよ」と声が予言するならば、声が聞こえることは恐ろしい能力です。予言を聞いたことにより、父親が幸せな人生を送れるかどうかの責任を子どもが抱えることになります。このように、特殊な能力を持つことが必ずしもいいことだとは限りませんが、声が聞こえることを特殊な才能だと解釈するのは、自信や前向きさにつながることも多いので、比較的よい解釈の仕方ではないかと思われます。

また、声のことを、他の世界からやってきたもの、幽霊や幻影だととらえている子たちがいます。これは社会的にも受け入れられる説明です。地球外生命体や幽霊、幻影について、たくさんの本が書かれています。怖くはあるけれど、本の中ではたいていお祓いされたり、やっつけられたりしています。お母さんがインドネシア人である女の子がいましたが、別の世界からきた幽霊という説明は、お母さんの国の文化にぴったりだったということです。

声のことを自分なりに解釈できると、声とうまくつきあえるようになります。ピアは「声は自分の一部だと思うの」「声の言うことが自分にしっくりくる場合もあるんだけど、逆にいらだつこともあるのね。いったいどうすればいいのかしら」と言いました。また、ティリーは「大きなストレスがかかると声が聞こえるの」と言い、そしてモニークは「私の場合は、声は自分の感情と関係があるの」と言いました。いずれの子も声について自分なりに解釈し、声とのつきあい方を考えていました。

一方、解釈の仕方を間違えると、逆に自信を失う場合もあります。アリスはカウンセラーから、声が聞こえるのは「幻聴」と言って、心の異常の現れだと説明され、「私が狂っているせいで声が聞こえるのよ」と思い込みました。実は彼女に声が聞こえはじめたきっかけは性的被害でした。統合失調症や境界性人格障害といった医師が下した診断は彼女に無力感を与えただけで、どう生きていけばよいのかを示唆するものではありませんでした。

声に関する家族の解釈

ここまでは声が聞こえる子どもたちのことについて話してきました。ここからは家族について説明しましょう。声にうまく対処するには、家族からのサポートがどうしても必要になるからです。

子どもに声が聞こえ始めたとき、どうしてあげたらいいかわからず、親も途方にくれることが少なくありません。子どもが怖がり、つらそうにしているのを見て、何かしてあげられることはないかと必死です。声を病気の症状だと考えれば、たいていは医師に相談するでしょう。残念ながら、病気という考え方に立つと、声は忌まわしいもの、消し去るべきものになりがちです。このため多くの親は、自分の子どもや、その子が聞いている声に対して否定的なイメージしかもてません。精神医療を恐れ、それぞれのもつ不快な体験を重ね合わせるようです。患者が医師に異論を唱えるというのは、かなり難しいことです。たとえばある精神科医は、相談に来た子に「最初は声を怖く感じるかもしれないけれど、だんだん仲よくなることはできるはずだよ」と説明してくれましたが、その子は納得がいきませんでした。なぜならば、最初に声が聞こえてきたときは怖くなかったのに、だんだん怖くなってきたからで、その経過は医師の説明とは正反対だったからです。両親は子どもと一緒に悩んだ結果、最終的には通院をやめました。

母親というものはたいてい父親よりも子どもの言葉によく耳を傾け、子どもを支えて、つらいこともともにしてくれます。これまでに何人もの母親が私に電話をかけ、「声が聞こえる体験は若者の８％程度が経験するありふれたものであることを学校の担任や校長先生に伝えたいのだけれど」と相談してくれました。たいていの母親は、父親よりも家の中で味方になってくれるものです。

エリックは、私とのはじめての面接のとき青ざめて冷や汗をかき、一言もしゃべることができなくなりました。それを見て取った彼の母親が「この子は繊細で特殊な才能があるんですよ」と付け加えてくれたのです。母親の言葉を聞いた父親は「何を馬鹿なことを」と一蹴し、「エリックは不器用で自転車にも乗れない子なんですよ」と彼を責めるようなことを言いました。エリックの回復を願った母親は、精神科を受診することには抵抗がありました。このため、エリックを声の体験について語り合う自助グループに参加させました。そこで彼は他の子どもたちと一緒に自分の体験について話すことがとても大事であることを知ったのです。だんだん自分のことを上手に人に伝えることができるようになったエリックは、母親とその会に定期的に参加して自分の体験を語り、エリックと同じく声に苦しむ他の子どもたちに勇気を与えてくれるようになりました。

まとめ

声について話すことは、回復のために欠かせません。話すためには声をなんらかのかたちで解釈する必要があります。その解釈はさまざまですが、あなたがどう解釈するかによって、声に対する対処の仕方が決まります。声はコントロールできるものだという希望と力を与える解釈もあれば、その逆に、声に対して自分は無力なのだと感じるような解釈の仕方もあるのです。どう考えてどう声とつきあっていくかはあなた次第と言っていいでしょう。

声を体験した子たちの物語

Young People Hearing Voices

What you need to know and what you can do

8

ポーラの物語

ポーラは、声が聞こえるようになってだいたい1年。今は10歳です。

声は、ポーラのお兄さんの友だちのスティーブが亡くなった2、3日後から始まりました。

スティーブは、よくポーラの家に遊びに来ていて、亡くなる前の夜もポーラの家に来ていました。2日後に引っ越しを控えていて、さよならパーティーが企画されていたのです。しかし、パーティーが始まってもスティーブは現れませんでした。その後、自宅のベッドで亡くなっているところを発見されたのです。死因不明で、数日かけて司法解剖が行われましたが、結局何もわからないままで、2週間後にお葬式が執り行われました。

ポーラはスティーブの前にも、身近な人の突然の死を体験したことがあります。ポーラが2歳のときに、元気だったはずのおばあちゃんが突然亡くなったのです。おばあちゃんは向かいの家に住んでいたので、幼いころによく一緒に過ごしました。おばあちゃんの死は、このころのポーラにはあまりにも突然でした。
ポーラは、スティーブが亡くなったとき、おばあちゃんが亡くなったときと同じような気持ちを感じました。スティーブが亡くなった週にポーラは高熱を出して寝込みました。夜にポーラがトイレに行くと、トイレのドアの向こうに男の人が立っているように感じたことがありました。翌日にはそれはなくなったのですが、このころに声が聞こえはじめたのです。

悪魔の声が聞こえるの

私たちとはじめて会ったとき、ポーラは「悪魔の声が聞こえるの」「その声はとても怒っていて、人間の声じゃないのよ」と教えてくれました。声の感じはいろいろあって、だいたいは怒っていることが多く、一日中ポーラの頭の中から聞こえてくるそうです。またその声は知り合いの誰の声にも似ていない、まったく聞き覚えのない声だそうで、「絶対に自分の声じゃなくて、たしかに他の誰かの声なの」と言うのです。
ポーラには、ドシンという大きな音、キーキーときしむ音なども聞こえます。また、恐ろしい顔をした骸骨や頭のない死体なども見えます。ポーラが物音で目を覚ますと、その恐ろしい顔や死体が壁や天井に現れ、同時に不思議な声も聞こえてきます。声は昼も夜も聞こえるようです。
ポーラはいつも声に脅えていて、家族と過ごす居間だけが安心していられる場所でした。
ポーラがお父さんとチェスをしているときや、何かを楽しんでいるときに、声は「何か別のことでもやれば？」などと囁いて邪魔をします。クイズ番組を見ていると、「10問正解しないと、夜に恐ろしい骸骨を見せて怖がらせてやるぞ」とも言いました。また、兄とのケンカをけしかけ、悪いことをさせようと命令してくるので、とても不安な気持ちになりました。またその声は、ポーラが飲んでいる薬について「そんなものは役に立たないよ」と言い、家族の飲んでいる薬についても同じように批判的なコメントをしました。

ポーラは骸骨に遭うのが怖くて、自分の部屋に行けなくなりました。誰かが部屋に怖いものがないことを確認しなければならなくなったのです。

さらに声は、学校でもやっかいごとを起こしました。声がポーラに人の悪口を言わせたり、嫌がらせをさせたりするのです。おかげでポーラは先生に注意されてばかりでした。ポーラは数学の授業にも集中できず、計算すらできなくなりました。声のせいで混乱すると、まわりの声が耳に入らず、授業の内容もわからなくなってしまうのです。そういうときは、学校の先生がポーラを教室の後ろに連れて行って、声に耳を貸さないよう助言してくれました。

向かいのおじいちゃんの家に、泥棒が入ったことがありました。声は泥棒がどうやって家に忍び込んだかをしつこく説明して、ポーラをとても怖がらせました。その後からポーラは、街中の人が泥棒なのではないかと想像して不安になったそうです。

声の嫌がらせが続いて、ポーラはすっかり部屋にひきこもるようになりました。声についてとても悩みました。悲しんだり、怒ったり、怖がったりして、人に対して疑い深くなったのです。骸骨とその声のことを家族に打ち明けるまで、ずっとそんな気分が続きました。

ポーラが自分のことを打ち明けてくれた後、ポーラが怖がることのないように、家族はいつもそばにいてくれました。かかりつけ医の勧めで児童精神科のお医者さんに相談したところ、スティーブの死の影響で、声が聞こえてきたのではないかと言われました。診察の後、気持ちを楽にするために薬を飲むことを勧められたそうです。

次に私たちがポーラと会ったとき、ポーラのお父さんは仕事を解雇され、お母さんも心臓を患うようになってしまいました。ポーラの家族にとってとても大変な時期だったのです。お母さんは「私はポーラに聞こえる声を楽にしてあげられなかったし、ポーラは私の心臓のことについて何もできないままで、おたがいつらかったのです」と振り返って話してくれました。

また、毎日ポーラと遊んでくれた向かいのおじいちゃんも突然亡くなってしまいました。そのときもポーラには声が聞こえ続けていたようですが、これまでとは違って、意外と冷静におじいちゃんの死を受けて止めていたようにお母さんからは見えました。ポーラは「いろんなことは忘れてしまっても、おじいちゃんを忘れることはないわ」「声がおじいちゃんのことを思い出させてくれるからね」と、おじいちゃんのことを思い出して語りました。

ポーラは学校でも苦労しました。学校で友だちができず、いじめられていたためです。お母さんは、何回も校長先生や教育委員会になんとかしてもらえないものか頼みにいったのです。

不思議なことに、ポーラの身近な人が亡くなるたびに、聞いたこともない新しい声が次々に現れました。これをポーラは幽霊だと考えました。幽霊たちはポーラに話しかけるだけでなく、幽霊たち同士で会話をします。声のせいでポーラは最後まで言いたいことが言えないので、自信をなくしました。ポーラが自信を失うようなことがあると、声が「おまえになんか無理だね」と言い、好きな男の子ができると「お前とあいつは釣り合わないよ」と言いました。お風呂でピンク色のシャンプーを使おうとすると「青いシャンプーを使え」と言ってくる始末です。そんなわけで、ポーラは声の言いなりにせざるを得ませんでした。

ポーラはイライラして、家でも学校でも人とケンカになりました。声が聞こえるとクラスメートに聞こえるくらいの大声で言い返すので、クラスメートからいじめられました。

友だちのアドバイス

しかし、そんなポーラにあるとき１人だけ友だちができたのです。近所に住むインドから転校してきた３歳年下の賢い女の子です。彼女はポーラに「声の言いなりになって、ケンカを始めてはいけないわ」とアドバイスをしてくれました。ためしにそのとおりにしてみたら、意外とうまくいったのです。

翌年にはポーラのお父さんの仕事が見つかって、お母さんの体調も回復しました。そして、ポーラをいじめていた３人の女の子も転校していきました。やがて、ポーラに聞こえる声は１人の男の声だけになりました。その声は今まで聞いたことのない太い声で、ときに意地悪なことを言います。しかし、最近のポーラは、声を聞いて不安になったり、疑い深くなったりすることが減りました。誰かに恋をしているときや気分を害しているときには、怒ったり悲しんだりしますが、嫉妬深くなるようなことまではありません。声はただの声だと思うことで、ポーラと声の関係が変わって、上手に声をコントロールできるようになりました。否定的なことや不安なことを声が言うことも減り、ときにポーラの意見を聞いて助言をくれました。たとえ声が何かを命令しても、もうポーラは言いなりにはなりません。

ポーラは、わざわざ声を呼び出して、会話を楽しむこともあるほど声との関係がよくなり、とても前向きになりました。家の外に出ても安全だと感じられるようになったため、サイクリングやゴーカートを楽しんだり、友だちと遊べるようになりました。声が聞こえても、何かほかのことをして気を紛らわすことができます。女友だちや恋人もできて、学校生活も充実したものになりました。そんな生活を送るうち、ポーラにはまったく声が聞こえなくなりました。

9

デイビッドの物語

デイビッドは里親のもとで生活しています。まわりには聞こえない声がデイビッドには聞こえていることを知って、育ての母が私たちに電話をくれました。

デイビッドは２つの病院を受診しましたが、どの病院でも納得いく説明はしてくれませんでした。７歳のデイビッドに統合失調症という診断を下されても、育ての母にはピンときませんでした。精神科の薬をデイビッドに飲ませたくなかった育ての母は、私たちの調査に参加することでデイビッドに起こっていることを理解しようとしたのです。

私たちがはじめてデイビッドとその家族に会ったとき、デイビッドはまだ幼くて、木のおもちゃで遊んだままソファの陰に隠れて挨拶もできず、きちんとした調査ができませんでした。私たちと家族が話をしているとき、デイビッドは育ての母の膝の上でべったりと甘えていて、育ての母もそれに応えて彼をかわいがっていました。

声に苦しめられる日々

それから６年たち、デイビッドは13歳になり、ようやくきちんとした面接ができるようになりました。３歳のときに両親が離婚してから、デイビッドは弟のニコラスと産みの母親とともに10回以上転居を繰り返しています。５歳のとき、その母親が再婚して、新しい父親がやってきました。新しい生活で、デイビッドは、母親と新しい父親から、怒鳴られたり、叩かれたり、物置に何時間も閉じ込められたりといった虐待を受けました。不思議な声が聞こえるようになったのは、はじめて物置に閉じ込められたときからです。

その２年後にデイビッドは児童相談所に保護されました。デイビッドと弟のニコラスは、離れて暮らしていた実の父親に預けられましたが、毎日仕事が忙しかった実の父親は、デイビッドたちを育てられませんでした。そのため、平日のあいだだけ里親のもとに預けられるようになりました。デイビッドは里親夫妻のことを「お父さん、お母さん」と呼び、実父母のことを「本当のお父さんと本当のお母さん」と呼びわけるようになりました。

デイビッドには、友だちがひとりもいませんでした。虐待をした産みの母や義理の父、母方の親戚、そして実の父など、よく知った人の声が聞こえてきました。聞こえてくるすべての声が、否定的なことばかり言いました。毎日のように昼夜を問わず聞こえ、声だけでなく夜中にノックをする音や不思議な人影も感じました。

悲しんだり、怖くなったり、不安になったりするときには、声が余計にデイビッドを苦しめました。落胆しているときには、さらに追い打ちをかけて「ざまあみろ」と言いました。また、ひとりでさみしいときには「俺たち友だちじゃないか」などと囁き、デイビッドを困らせ、疲れて休もうとするときには、ちょっかいを出してきて、いらだたせます。声は意地悪で、彼を苦しめ続けました。デイビッドが育ての母と仲よくしようとしても、その声は「そいつとしゃべるな！」「そいつなんか放っておけ」と育ての母との関係を邪魔しました。
　声は意地悪で、なんの役にも立ちませんでした。デイビッドは声に毎日の生活を支配されて臆病になりました。デイビッドが声に従うと声は「よくやった」と言います。「ナイフを持って弟を追いかけろ」と恐ろしい命令をしてくることもありました。声のせいで授業や宿題にはまったく集中できませんでした。

勇気を出せるように

　１年経ち、デイビッドが14歳のとき、彼と再会しました。そのときは以前と比べるとガラリと印象が変わって、筋肉もついて逞しくなっていました。「僕はもう大丈夫だよ。結構うまくいっているんだ」と胸を張り、いろいろ話をしてくれました。育ての父が素敵な自転車もプレゼントしてくれて、その勧めもあって自転車競技を始め、少しずつ才能を発揮するようになっていました。レースに出場して、よい成績を挙げたのです。育ての母も、困ったときにはいつでも連絡が取れるようにして、温かく支えてくれました。
　そのうちに、デイビッドに聞こえる声の感じが以前と少し違ってきました。声の言いなりになることが減って、不快感も減りました。
　１年前に声に怯えていた彼が、声に向かって反論したり、意見できるようになりました。声が聞こえると「どっか行け！」と追い払うこともできます。声が「おい、冗談だろ？」と返してきても、「本気だぞ！」と言い返すと、しおらしく「わかったよ」とすごすご消えてしまうこともありました。
「前よりも勇気が出て、自信が持てるようになったんだ」と話してくれました。声が聞こえはじめてから、声に支配されていたのですが、もう言いなりになる必要がないことに気づいたのです。

彼と話すと、以前のように怯えてばかりだったのとは違って、とても冷静に声のことを考えているようでした。
ただ、そんなふうに自信を回復することができましたが、彼にはまだ友人がひとりもいませんでした。過去のいじめやいやな思い出と向き合えず、すべてを忘れ去ることに必死で、友だちを作る余裕がなかったのです。
翌年、育ての母と弟のニコラスが体調を崩しました。それに加えて、里親夫妻と実の父親がデイビッド兄弟の育て方をめぐってケンカになりました。そばにいる大人同士が対立すると、子どもは困ってしまいます。デイビッド兄弟は実の父親と仲よく週末を過ごせませんでした。
デイビッド兄弟は、結局、どちらの親と生活するのか決めなくてはならず、里親夫妻との生活を選びました。このころの育ての母は心臓手術を受ける前で体調がすぐれず、同時に弟のニコラスも両足が突然マヒして動かなくなって入院したのです。里親一家にとって大変な時期で、デイビッドはさびしい思いをしていました。
少し弱ったデイビッドに声がまた命令をするようになりました。「あっち行ってろ！」と追い返しても、「そうはいくもんか」と声も負けじとはりあいます。なかなか声を追いやることが難しく、そのせいで生活に支障をきたしました。デイビッドは授業をさぼって、暴力沙汰を起こしました。そのため、学校の先生から注意されたり、叱られることが増えたのです。さらに学校だけでなく家庭でも反抗的になりました。これでは悪循環です。
そこで育ての母から、デイビッドにどうかかわるべきか、私たちのところに相談がありました。私たちはいったん学校と家庭からデイビッドが離れることを提案しました。かかりつけのお医者さんと私たちと育ての母で話し合い、過去の虐待による傷つきについて専門的な治療をデイビッドに受けてもらうことになりました。セラピストも私たちの意見と同じく、トラブル続きの現在の家庭や学校から離れて全寮制の学校で生活することを勧めてくれたのです。
その助言に従ってデイビッドはベルギーにある全寮制の学校に入学しましたが、そこには馴染めず、数ヵ月後に競輪選手の専門学校に転校しました。とても厳しい学校でしたが、デイビッドはそこがとても気に入り、週末に里親夫妻の待つ家に戻り、平日は寮で生活を送りました。一方、弟のニコラスは里親夫妻との折り合いが悪くなって、実の父の家に戻って連絡がとれなくなりました。

恩返しがしたい

さまざまな経過がありましたが、最終的には声の出てくる回数が減って、聞こえてくる内容もデイビッドを応援してくれるものに変わりました。気分によっては声が聞こえますが、それともうまくつきあい、以前に学校や家庭で問題となった怒りの感情もコントロールすることができるようになりました。デイビッドによれば、専門学校の厳しい練習で鍛えられたおかげだそうです。デイビッドが「あっち行け！」と言えば、声は消え、デイビッドに従いました。また、いやなことを無理強いせず、デイビッドの意見を尊重してくれるようにもなりました。
デイビッドは以前と比べてずいぶん元気になり、髪を染めて体格もよくなって、とても立派に見えました。彼は私たちに「将来は里親夫妻への恩返しをしたいんだ」と決意を打ち明けてくれました。その態度は、一時期失っていた優しい気持ちを取り戻したように見えたのです。家族に助言をする様子や、学校での新しい目標について語る様子が、なんとも頼もしく感じられました。
これは余談ですが、デイビッドはおつきあい中の彼女がいるのにもかかわらず、別の女の子の写真をポケットにしのばせていました。ずいぶんと情熱的な男の子に成長したようです。
２年後に彼の様子を電話で確認すると、長年彼を悩ませてきた声はすっかりなくなって、元気に自転車レースに出場していると育ての母が報告してくれました。

10

エミリーの物語

エミリーのお母さんが、私たちの調査のことを新聞で知って、電話をかけてきてくれました。

エミリーは両親と一緒に暮らしており、交際中の彼氏もいる15歳の女の子です。しかしエミリーには、声が聞こえていること以外にも問題がありました。精神科で強迫性障害（手洗いや確認などをもうしなくてもいいと思っているのに、不安に耐えられずに何度も行ってしまう）の治療も受けていたのです。声が聞こえるために、考えたり集中することが難しく、学校に行けなくなっていました。精神科の担当医が入院を勧めましたが、お母さんは迷っていました。そこで、なんとかこの調査に参加させたいと思ったようです。

もともと、エミリーは才能にめぐまれ、ききわけがよく、なんの問題もない子でした。しかし、７歳のときに同級生から「俺の言うことを聞かなかったら天罰が下るよ」と言われ、それをきっかけにして声が聞こえるようになったのです。それは男の声で、エミリーが言うことを聞かないと罰を与えようとしました。彼女は、その声の言いなりになりました。

10歳くらいのとき、声が男の声から女の子の声に代わりました。当時エミリーはお母さんと姉のピアが台所で言い争いをしているところに居合わせました。姉のピアは反抗的で、あまりききわけのよい子ではありません。14歳だった姉は年上の彼氏と交際していましたが、お母さんは14歳で男女の交際はまだ早すぎると反対していました。しかし恋に夢中になったピアは納得できず、台所のナイフをお母さんに向けたのです。お母さんはこのことについて話題にするのを避けたので、エミリーも気を遣って姉の話はしませんでした。

12歳のころから強迫性障害と摂食障害の病状がはじまり、さらに14歳のときには性的虐待を経験しました。そのころから、もうひとつの声が聞こえるようになりました。エミリーと同じくらいの女の子の声で、彼女を励ます声でした。

声と対話できるように

エミリーがはじめて私たちの調査の面接に訪れたとき、「私は大きな白い部屋の中で座っているの」「声も部屋のどこかにいるのだけど、正体はわからないのよ」「私以外には誰もその声は聞こえないの」「自分以外の声が頭の中から聞こえてくるのは不思議だわ」という話をしてくれました。私たちが、聞こえてくる声は幻声というありふれた体験なのだと詳しく説明をしてあげると、エミリーは声のことが理解できるようになり、声とうまく対話できるようになりました。

エミリーに聞こえるのは14〜15歳くらいの２人の少女の声です。ひとつはエミリーを責める声、もうひとつはエミリーの味方になる声でした。責める声は、「掃除機をかけ直せ」など、やり終えたことのやり直しを要求してきました。もう一方の味方になる声は、「その声の言いなりになっちゃだめ」とエミリーを励ましてくれました。責める声は「言うことを聞かないと、お母さんが死んじゃうよ」と脅すこともありました。でも、声は両方ともエミリーに取り入ろうとして「あんたが私たちを受け入れないなら、恨むからね」と彼女を困らせました。

エミリーが不安なときも、悲しいときも、人をうらやむときも、あるいは退屈しているときにも、自分を責める声が聞こえて彼女は落ち込みました。面倒なことに、エミリーが困った状況に陥り不安になると、その声が現れて、さらに不安になったのです。声を一日中繰り返し聞くうちに、エミリーの気力は失せていきました。たとえ声が消え去っても、今度はいつまた現れるのかと思い、不安になるのです。このせいで頭が痛くなり、胸が締めつけられる感覚も出てきて、体の不調にも悩まされ、日がな気分が沈むばかりでした。いろんなことに対する興味や関心がなくなり、食欲も失せて、寝てばかりだったので、彼女を見守っている家族をもいらだたせました。エミリーは声に逆らう気力もなく、ただ従うしかありませんでした。

私たちとの次の面接までのあいだに彼女は精神科に入院しました。しかし、治療成果は芳しいものではありませんでした。2か月入院しても、逆にいらだちが増しただけで、入院はこりごりだと感じたようです。退院後、復学はせず、美容師の専門学校に進むことになりました。その学校は宿題も少なく、登校すべき時間も短かったため、一時的にストレスから解放されて声に悩まされることも減ったのです。しかし、それも長くは続かず、結局は学校生活が負担になって、エミリーは学校を辞めてしまいました。その後、スーパーマーケットや靴屋の仕事をしましたが、声が仕事の邪魔をするためにどれも長続きしませんでした。

それでもはじめて私たちに会ったときに比べれば、エミリーの状態はよいと言えました。エミリーは自助グループや研修会に参加し、エミリーのお母さんも保護者会に参加して、自分の問題について学んだのです。エミリーは責める声の言いなりになるだけでなく、味方になる声に依存して、自分が決めるべきことを声に委ねていました。不安になることを極端に避け、一日のほとんどを自宅にこもって過ごしていました。自分で声をコントロールしようとしない状況が大きな問題だったのです。

日常のストレスや嫌だと思うことを避けると、声が現れて、そういった行動をとったエミリーを肯定し、予想外の出来事が起きても守ってくれました。声が聞こえていたために、エミリーは孤独ではなく、不安が減り、うつ状態からも解放されて、近所の散歩程度ならできていました。

まだまだ問題はあるけれど

しかし、それ以上の回復はなく、仕事にも就けず、友だちもできませんでした。また、感情と行動のコントロールにも問題がありました。ひとたび激しい怒りに駆られれば、両親や恋人に対して感情に任せた行動をとってまわりを困らせました。彼女が望んだ恋人との同棲は、計画性のない思いつきによるものでした。エミリーにうんざりすることなくつきあってくれる彼氏に、お母さんは感謝していました。

しかし、このような問題が明らかになるなかで、徐々に自分の感情との上手なつきあい方を学び、強迫的なこだわりや家族とのケンカも減って、ややぐっすり眠れないときがありましたが、おおむね順調に生活することができるようになっていったのです。家族が全員、声のことが理解できるようになり、ことさら話題にものぼらなくなりました。

「以前のように四六時中ずっと声に支配されていることはなくなった」「あのときは声の言葉は全部自分に向けられていたけれど、今はそんなに気にならないことばかりだから」とエミリーは振り返るようになりました。

11

ベンの物語

ベンは、お母さんが私たちの調査をラジオで知ったのをきっかけに参加しました。11歳のときに声が聞こえはじめたそうです。お母さんはベンのことをまわりに打ち明ける勇気がありませんでした。彼の行動が家でも学校でも問題になっていたので、両親はベンの育て方に悩んでいたのです。両親はあれこれ規則を作ってベンに約束させましたが、うまくいかずに行き詰まっていました。とはいえ、精神科医の受診までは考えなかったようです。

最初の面接のとき、お父さんが午後の仕事を休んで付き添ってくれたのですが、ベンはあまり協力的な態度をとりませんでした。私たちの向かいのソファのひじに腰掛け、気に入らなければいつでも部屋から出てやるぞという態度でした。心配そうに両親が見守るなか、私はコンピューターゲームをテーブルに取り出しました。するとベンの不信に満ちた態度が陽光に溶ける雪のように消えて、私のそばに座ってくれました。

しばらく一緒に遊んだ後、ようやくベンは声の話をしてくれました。最初はベンが６歳のころ、何か恐ろしいイメージとともに声が聞こえてきたそうです。何か特別なきっかけがあったわけではなく、ある日突然聞こえてきたということでした。当時のことで唯一覚えていたのは、ベンのおじいちゃんが亡くなったことと、片思いをしていた女の子が彼のことを鼻にもかけなかったことくらいでした。

ベンには、４人から10人の男性や女性、そして子どもの声が頭の中で聞こえていました。自分の考えが声になっている可能性も考えましたが、明らかに自分のものとは違う声が聞こえるのが不思議でした。さらに、ベンには常にいろいろなイメージが目の前に浮かんで見えました。たとえば、友だちとレンタルビデオ屋に行くと恐ろしい表情をした顔が見え、夜になるとその顔が人の姿になって部屋を歩き回ります。街で仲間同士のケンカに居合わせたときは、背景がぼうっと滲んで見え、ケンカの最中の２人のあいだにもう１人の人影が見えました。そんなとき、まわりをドスドス歩き回る音が聞こえ、触られる感じもしました。こういうときにはいつも、「もし自分がケンカに巻き込まれたら、きっとやられてしまうな」と考え弱気になっていたそうです。

学校でも家庭でも孤立していた

聞こえる声のせいで、ベンは気分にムラがありました。気分のよいときは、声も心地よいものでしたが、腹を立てているときは、声も怒っていました。男女の声以外に子どもの声も聞こえましたが、遊びに誘ってくれたため、いやなものに感じませんでした。

声は家や学校、街中どこでも聞こえました。他人との口論やケンカで不安になったり、怒ったり、罪悪感にかられたりしたとき聞こえたと言います。学校でのケンカのイメージが頭の中で繰り返されるうち、いつの間にか頭の中のケンカに自分が巻き込まれました。また、夜になると、学校の場面を空想し、そこをうろつく怪物の声を聞きました。
声がベンの会話の内容を勝手に決めるため、ベンは声を恐れるようになりました。声のことを誰かに相談することは、声がたいてい許してくれませんでした。たとえば、「さあ、何か言ってみようか」「まずは友だちに、お前はむかつくとでも言ってみないか?」とベンに指示を出します。ついついベンがそれに従ってしまうと、当然ですが友だちとケンカになりました。「あっちに行ってろ!」「お前なんか嫌いだ! 殺してやる!」と反発することもありましたが、声は「俺の言うとおりにしておけ!」「そうしないと上手くいかないぜ」と偉そうに言い返してくるのです。
次の面接のとき、ベンが玄関まで私たちを見送ってくれました。すると、道路の向こう側にいた2人の女の子が大声でベンに悪口を言うのに出くわしました。そばにいる私に気がつくと、彼女たちは走り去っていきました。実は、2人は彼の姉とその友だちだったのです。姉は家庭の中でうまく立ち回っていて、両親から叱られたことがありませんでした。しかし、両親の知らぬところで、姉はありとあらゆるやり方でベンをいじめていたのです。
ベンは完全に孤立していました。耐えかねて火遊びをしたり、アパートの階上から飛び降りたこともあります。
3週間後に訪問したとき、家の様子がすっかり変わっていました。応接間にはベンのしつけのために両親が招いたと思われる屈強な男性がいたのです。一方ベンは、学校に置き忘れた宿題を取りにいってくるといって出かけたのですが、面接の約束や宿題のことをすっかり忘れて、ばったり出くわした友だちと外で遊んでいました。そこでその屈強な男が見つけだしたのでした。すっかり腹を立てたお母さんは、連れ戻されたベンに向かって罰として自分の部屋で反省するよう言いましたが、ベンは平気な顔です。
面接のため私はベンの部屋に向かいました。ベンの部屋には忍者のポスターが沢山貼ってあり、ベンはファイティング・ポーズを取りながら格闘技のことについて教えてくれました。面接中のベンはとても屈託がなく素直でした。たとえば「嘘をついたことがありますか？」という質問に「うん！　いつも」と正直に答えたり、「物を盗んだことある？」という質問にも躊躇なく「うん！」と答えるようなところがありました。調査では、こんなふうに答える子は滅多にいません。私には、ベンの微笑ましいほどの正直さが対人関係面での問題を引き起こすように見えました。ですが、ベンのお母さんはそれには気づいてないようでした。

私たちが部屋に入ってから15分ほど経って、お母さんがジュースを持ってきてくれましたが、実はまだ怒りは収まっていませんでした。面接後に１階へ降りたときも「明日の朝は８時には学校に行って、宿題を終わらせるのよ、いいわね」とお母さんが小言を言い、それを聞いたベンは両肩をすくめて部屋に戻っていきました。私はお母さんに、面接中のベンの様子を伝え、過去にベンは格闘技を習ったことがあったのか尋ねてみました。以前ベンは柔道を習ったことがありましたが、柔道の理論が理解できず、辞めてしまったそうです。両親は、理屈よりも実地で学ぶほうが彼にはよいと考えているようでした。両親は、ベンに手に職をつけさせるため農業専門学校進学を勧めました。

雰囲気が変わって

その１年後、ベンは私を玄関まできて歓迎してくれました。今度は、家庭の雰囲気も穏やかで、ベンのお母さんがニコニコしながら、自分が働きはじめたことを報告してくれました。お母さんが留守がちになり、ベンは姉と２人で過ごす時間が増えたとのことでした。お母さんがベンの頭をときどき笑顔で軽くなでながら、この１年の家族の様子を穏やかに教えてくれました。そんな２人の横で、姉がヘッドフォンをしてテレビを見ながら居間で穏やかにくつろいでいました。犬だけは私を覚えていないのか、吠えたり唸ったりしていましたが。１年前のことが嘘のように暖かく親密な空気を感じることができたのです。

ベンはいつものように私を自分の部屋に案内してくれました。彼の部屋はすっかり様変わりして、たくさんあった忍者のポスターがガールズバンドの写真に貼り替えられていました。ベンは昼も夜も女の子のことで頭の中がいっぱいでした。

さまざまな経験を経て、ベンには多くの変化があったようでした。ベンに聞こえてくる声はかなり減って、夜に男性の声が聞こえるだけになっていました。あまり声を恐れることはなくなったそうです。クラブ活動では選手に選ばれることのなかった彼が、最近は筆頭選手になりました。彼はもはや厄介者ではなく、学校の人気者でした。

さらに１年経つとベンと両親の関係はさらによくなり、おたがい対等な関係で意見を交わすようになっていました。たとえば私は「これまでご両親のケンカを見たことがある？」「そんなときはあなたがどうしたらいいと思う？」とよく子どもたちに尋ねます。ベンに同じ質問をしたところ、「もしケンカが始まったら、２階の部屋から１階に向かって、もう少し静かにやってよねって言うかな」と笑いながら答え、それを聞いたお母さんが吹き出しました。ベンも一緒に笑っていましたが、いつまでも笑い続ける母に向かって「もういい加減にしてよ」と強くたしなめたのです。

ベンが変わるにつれて、お母さんのベンに対する理解も変わりました。ベンのおばあちゃんが予知能力を持っていたため、ベンも同じ力を持っているとお母さんは考えていたようです。しかし、ベンの予期することが実際に起こるわけではありませんでした。お母さんは以前よりも心配することが減って「ベンが怒るときには声が聞こえているとわかったので、私は前よりもベンの力になることができます」と私たちに話してくれました。

両親はベンの負担が減るように、彼の成績でも楽に入学できる高校を勧め、「ベンならいつでも上位校に移れるさ」と励ましました。進学後、ベンが怒りをコントロールできるようになると、声は徐々に聞こえなくなりました。

プレゼント

その後の面接でベンは学校で抱えていた問題をあらためて振り返ってくれました。小学校時代は、怒りを爆発させないように我慢するのに精いっぱいで、ほとんどの授業についていけなかったそうです。「僕を怒らせると、誰にも負けないくらい強くなるよ。自分は望んでないけどね」と彼なりの理屈を語ってくれました。しかしそんなふうに思っていて、うまくいくわけがありません。なんでもないときでもわざと他人を怒らせて、結果ベン自身が腹を立てました。

ベンは考え方をその後も大きく改めはしませんでしたが、学校の先生に相談することで怒りをコントロールしようとするようになりました。学校の先生は、ベンとクラスメイトがケンカを始めると、こまめにそれぞれを呼んで言い分を聞き、納得のいくよう約束をさせて、仲直りさせてくれました。ベンは腹を立てたり、無力感を感じたりするときはいつも先生にお願いして、公平な意見を聞きました。これがうまくいき、ベンは冷静になることができたのです。そうしているうちにベンは、「自分が怒ったとき、最初だけは全部水に流すことにするんだ」「けれども、２度目に僕を怒らせたら、それは僕のせいじゃない」「何か理由や問題があるはずなんだ」と少し考え方を変えました。

それでもベンは怒りを人並みにコントロールできなかったので悩み続けました。悩んだ末、彼は護身術を習い、ウエイトリフティングをして、もっと自信をつけました。そうすることで余裕ができ、ケンカになりそうなときはいったん引き下がって、その場を立ち去るようになったそうです。ベンはケンカで自分の存在感を示す必要がもうないことに気づけました。

ベンに聞こえる声はすっかりなくなりましたが、心の中で自分自身と会話することがあります。トラブルになると「じっとしてろ、余計なことは言うな、トラブルにならないようにな」とベンは自分に言い聞かせます。昔と比べれば、ベンの人生はかなりハッピーになりました。成績も優秀でとても元気です。一時期、両親を絶望の淵に追い込んだ少年は見違えるようになったのです。

最後にいつものベンの部屋で面接をしましたが、ベンはわざわざ部屋にコーヒーを運んでくれて、レディーファーストでドアまで私をエスコートしてくれました。そして、別れ際には「感謝のしるしです、先生」とラッピングされたワインボトルを私にプレゼントしてくれたのです。

12

デイジーの物語

デイジーに声が聞こえはじめたのは、隣に住んでいた彼女のおばあちゃんが亡くなった12歳のころです。お葬式には親戚一同がデイジーの家に集まりましたが、彼女だけは参加しませんでした。声は最初はひとつだけでしたが、そのうち３種類以上の声が聞こえるようになりました。声が聞こえると、彼女はとても不安になりました。

17歳になってから、声について調べてみましたが、彼女に役立つ情報はありませんでした。しかし、私が主催している「声を体験している子どもたちの会」のことを知って、デイジーは、そこに参加して自分の体験について話したいと考えました。デイジーは自分のことは自分で決めたいと考える子で、両親も彼女の生き方を認めてきたのです。体験談を発表するにあたり、彼女と私は何度も打ち合わせをし、練習もしました。練習のときは大丈夫だったのですが、多くの人たちの前でおばあちゃんの死について話したとき、彼女の目から涙があふれました。

デイジーとともに登壇していたお母さんは隣で涙する娘の姿に驚

きを隠せませんでした。というのも、これまでお母さんは、悲しい場面を見せないよう、いつもデイジーをその場から遠ざけていたのです。おばあちゃんの死が、それほど影響していたなんて、お母さんは夢にも思っていなかったのです。デイジーとお母さんはその後、5年も前のおばあちゃんの死について語り合い、まもなく声もいったん聞こえなくなりました。

再び声が聞こえるようになって

しばらくして、デイジーは身近な人を2人立て続けに失ったのです。まず、学校の遠足のときに同級生の女の子が事故で亡くなりました。次にデイジーが所属する楽団の指揮者が若くしてガンで亡くなったのです。今度は、デイジーも葬儀に参列し悲しみを皆と共有しました。このころから、デイジーには再び声が聞こえてくるようになったのです。

「まるで、耳元か頭の中で誰かが叫んでいるみたいなの」「だって……私の声じゃないんだから」とデイジーは言います。さらに、音楽が聞こえたり、変な化学薬品のにおいがしました。ベッドでは起きるころになると、誰かに触られている感じもあります。幼いころは、アリの集団が足をはっているのかな、と思っていたそうです。かつては、誰にも見えない風船が見えたり、妹の寝室で骸骨を見たりしたこともあったとか。もっとも、そこまでの経験はもうないようですが。

デイジーには、おばあちゃんの声以外に、両親や妹の声が聞こえました。見知らぬ男の人の声や、ときにはとても沢山の声がざわざわと聞こえるときもありました。デイジーは妹よりも両親と仲がよかったのにもかかわらず、不思議なことに、怒っている両親の声ととても優しい妹の声が聞こえることがありました。声が聞こえるのは、たいていデイジーがひとりのときです。たとえば学校行きのバスに乗るために歩いているとき、外出しているときに、いつも声が聞こえました。デイジーが怖いと感じるとき、自分を責めているとき、さみしいとき、不安なとき、ストレスがたまったときに声が突然聞こえてきて、デイジーの気持ちを揺さぶったのです。

声はだいたいデイジーについていやなことばかり言いました。たまに落ち込んだ彼女を励まし、試験の成功を祈ってくれましたが、たいていは彼女をけなしました。さもなければ、宿題なんてやめてしまえとデイジーをそそのかしました。

声のせいで不安になって気持ちが混乱することが多いので、デイジーは声の言うことを聞かないようにしていました。聞こえてくる声があまりにも大きいと、周囲の人に聞こえてしまわないか心配です。バス停に向かっているときに声が叫んできたときなどは、まわりの人に声が聞こえないように背中を丸めながら歩きました。

デイジーが比較的元気で自信を持てているときは、声をコントロールすることができましたが、彼女が弱っているときはたいてい声の力が上回って声の言いなりになっていました。デイジーが弱っていると、声は大きな声でわめきたてたり、まわりくどい言い方で一方的に話しかけました。デイジーも声高に言い返し、命令を無視するよう頑張りましたが、声はなくなりませんでした。

声は自分の一部

デイジーは、声が聞こえることは、未来を予言したり、心を読むことができる何かの力ではないかと考えました。宝くじの当選番号をあらかじめ当てることができたので、声が聞こえるのもひとつの才能であって病気ではないのではないかと考えるようになりました。

そしてデイジーはソーシャルネットワークサービス（SNS）の中で声のことを公表しました。相談できる友だちが男女問わずたくさんできました。さらにしばらくすると、デイジーに聞こえる声はずいぶん減って、性別もわからない、見知らぬ人の声だけになりました。「おまえは全然頭もよくないし、美人でもないし」という迷惑な内容が呪文のように聞こえ続けましたが、さほど気にせず生活ができました。

学校で留年が決まり、クラスメイトとは年が離れて居心地の悪くなるのが嫌だったデイジーは、土木建築の専門学校へ転校することにしました。デイジーは唯一の女子で、あとはみんな男子ばかりだったため少し不安でしたが、学校自体はつらくありませんでした。昔のデイジーを知る人のいない学校で、彼女は新たなスタートをきることができたのです。

その後、学生寮で生活をはじめたのですが、唯一の女子学生ということもあり、特別に好きなわけでもないのに断り切れずに、５人いる男子寮生の１人とデイジーは交際を始めました。再び、うるさい老人の声が聞こえるようになりましたが、これもデイジーは気にしませんでした。「私はいままでとは違うやり方で生きることを知ったし、声は私の人生に必要がないものなの」とデイジーは私に話してくれました。そして、声が聞こえてこないように彼女は学生寮を辞めました。放課後以降も男子と生活を共にする寮生活は、デイジーにあまりに強いストレスを与えていたのです。

その後、彼女は実家に戻って学校を続けました。そして寮を出た後に新たな交際相手をみつけました。新しい彼氏は親族に精神科にかかっている人がおり、デイジーのことにも理解を示してくれたそうです。デイジーは安心して声を話題にすることすらなくなりました。

20歳を迎え、すっかり元気になったデイジーは「声は自分の中の一部なの」「声が聞こえていないときは、声が出てくる必要がないくらいストレスを感じていないときなのよ」と最後の面接のときに私に教えてくれました。

ご家族のみなさんへ

Young People Hearing Voices

What you need to know and what you can do

13

声が聞こえる子をもつ親の立場から

お子さんから「声が聞こえる」ことを打ち明けられたら、どんなご家族も動揺し悩むことでしょう。子どもがなんの災いもなく幸せな人生を送ってほしいと願う親としては、最初は否認して何ごともなかったかのように振る舞おうとするものです。そのため、お子さんが声を体験するようになっても、当初はその問題に気づかないか、自分の子どもに起こったことなのだと受け入れられない人もいるでしょう。これは家族への愛情であり、平和や平穏への願いであり、当たり前の反応です。学校からの連絡がきっかけになって、はじめて知るということも間々あります。

自分の息子が私に声の話をしてくれたとき、これまで不可解だった彼の問題や気分のムラが声によって生じていたことがようやく理解できました。息子はあまりよく眠れなかったようだし、私が気づかないうちに自傷をしていたようだし、ものごとにもうまく集中できず、原因不明の頭痛や腹痛に苦しんで、ときには死にたいと思ったこともあるようでした。私はとてもショックを受け、息子が精神病院へ入院する可能性も考えました。
私は、息子とほかならぬ自分自身のために、私たちを救ってくれる場所を探しました。そしてオランダにある自助グループに出会ったのです。そこで多くを学び、深い知識を得て、親の果たすべき役割を知ることができました。何年ものあいだ、私はその団体のボランティアとして家族電話相談窓口を務めました。適切な情報を得ることで、いかに家族が楽になるのか、そこでの経験を通して学んだように思います。
「誰にも見えないお友だち」が存在するという体験は、８歳くらいまで決して珍しいことではありません。家族がそんなことで悩む必要はありません。子どもの感覚は鋭敏かつ独特なので、大人と異なって、さまざまなことに反応します。また一部の人はこういった感覚を大人になっても持ち続けるのです。
ただ、いつまでも他人が感じていないものが見えたり聞こえたりするのは、必ずしもよいことばかりではありません。お子さんが声を体験しているのを知ったとき、親は相談先や助言のタイミングについて悩むことでしょう。私自身の子育てや長年相談を続けた経験から得たものを以下に紹介したいと思います。

子どもはどんなときに助けが必要なのか

・以前と比べてつらく悲しそうにしているとき
・何かを恐れていたり、理由もなく自分を傷つけていたりするとき
・眠れない日が続いているとき
・検査をしても異常のない頭痛や腹痛に悩まされているとき
・ひとつのことに集中するのが難しくなっているとき
・失敗することを極端に恐れているとき
・今までとったことのない行動をとるようになったとき

私たち家族にできるいちばんのことは、子どもを受け入れること、そしてどんな話をされても信じてあげるようにすることです。声を体験しているお子さんはとても敏感な子が多いので、親が受け入れてあげられなければ、追い詰められ、孤立する結果になってしまいます。

次に必要なことは、子どもの生活環境には親が責任をもっているのだとわきまえておくことです。子どもはひとりで生活することができません。子どもが安心してくつろげる穏やかな雰囲気作りが必要なのです。

子どものために親ができること

・親が子どもの過ごす環境に責任をもつこと
・子どもを自然環境に触れさせること
・栄養のバランスを意識した規則的な食生活を心がけること
・ストレスをなるべく減らすこと。とはいえ、スポーツのような息抜きでも過剰は禁物
・刺激の多いショッピングモールや映画館、テーマパークなどは避けること
・生活リズムをきちんと確保させること
・隣に座るだけでもいいので、なんらかのスキンシップをとってあげること
・テレビやゲームの時間は守らせること
・スマートフォンを自由に持たせるのは控えること
・友だちづきあいはたとえ楽しくても疲れがともなうので、ひとりで過ごす時間を保証すること
・泣いたり、こだわったり、しつこくなったり、眠れないなど、子どもの不調のサインを知っておくこと
・腫れものにさわるような対応で事態が悪化しないようにすること

・家族としての方針を一貫させ、ブレのないものにしておくこと
・自由な発想と冷静さを大事にすること

穏やかな雰囲気づくりのために

・温かいお風呂でゆったりさせてみる
・アロマオイルを使ったマッサージや入浴をためしてみる
・農作業などの土いじりの体験をさせてみる
・海辺や森の中の散歩に連れて行き自然環境に触れさせてみる
・激しくない程度の有酸素運動をためしてみる
・本の読み聞かせをしてみる
・聞こえている声や感じている気持ちを自由に表現できるように絵画や造形（粘土づくりや工作など）ができる環境を整えてみる
・子どもの話にゆっくり耳を傾け、子どもが話したことに大人の余計な解釈や判断を加えない
・声の言ったことに対して拒否できること、声に服従する必要はないこと、声よりも自分自身の考えや判断が大事であることを伝える
・子どもの頑張れていること、強みを探す
・家庭が不安定ならば、まずは家庭の生活が立ちゆくことを重視する
・栄養士に相談してバランスのよい食事を作ってみる
・夕方から就寝にかけてのリラクセーションを意識したアロマセラピーをためしてみる

声に悩む子どもは、ときにその感性の豊かさや鋭敏さのために、家族が特別な配慮をしなければいけないこともあるでしょう。知恵を絞り、子どもたちを導くことで親も成長することができます。私も息子から多くのことを学び成長することができましたし、自助グ

ループの相談活動でも多くことを学びました。これからだってそうでしょう。

息子は24歳になり、ひとり暮らしをはじめるようになりました。今では、私も妻も、息子が行き詰まりそうになったときに手を差し伸べることができません。とにかく息子の力を信じて遠くから見守るしかないのだと思っています。

神よ、私たちに変えられないものを受け入れる心の平穏を与えてください。
変えることのできるものを変える勇気を与えてください。
そして、変えることのできるものとできないものを見分ける賢さを与えてください。

ラインホルド・ニーバー「平穏の祈り」

（担当／セア・ブーム＝レジエルス）

14

タムシンの母・マリーの話

私はタムシンを大変な時期にみごもりました。ジョンと私の間にはジョランダとホリーという２人の娘がいたのですが、さらに12歳になるモニークを里子に迎えることになったころのことです。家族が一気に増えて、わが家は大変なことになりました。

モニークはわが家にやってくるまでに大変な人生を歩んできましたし、まわりの人との信頼関係を作るのが難しい子でした。結局、いろいろうまくいかなくなって児童相談所がモニークを再び施設に戻すことにしました。これは、モニークと私たち家族の両方にとってよい選択だったかもしれませんが、私自身は悲しみでいっぱいで、心にぽっかり穴が空いたようでした。

その後、タムシンをみごもったときの気持ちは今でも忘れません。小さな宝物が生まれてくることを幸せな気持ちで待ち望みました。経過は順調で、ある晴れた日曜日の朝にとても美しい女の赤ちゃんが生まれました。子育ては楽しく、タムシンも皆に愛されて幸せなときを過ごしました。彼女が幼いころには空想のワニをかわいがっており、どこにでも連れ歩きました。タムシンと一緒にいるときは、そのワニを間違って踏んづけたりしないように気をつけなければいけません。もしワニを家に置き忘れてきたときには、家にいったん引き返したほどです。手のひらサイズの小さなワニはずっと彼女と一緒で、たとえ動物園に連れていっても、そのワニが消えてなくなることはありませんでした。

声が聞こえると知って

タムシンが6歳になったころに、彼女には声が聞こえているという事実を知って、私はひどくあわてました。タムシンは自分の心の状態を「まるで自分のことを叱るおじさんたちに囲まれて部屋の真ん中にいるようだわ！」と説明してくれました。声はいつも怒っていて、彼女を怖がらせて泣かせました。私もとても怖い思いをしました。

最初は、そのうち声は消えてしまうだろうと考えて様子をみました。しかし、数週経っても声は消えなかったので、お医者さんに相談にいきました。小さなワニがいなくなったように、そのうち声も消えてなくなるはず、とお医者さんは安心させてくれたのですが、残念ながら声は聞こえ続けました。誰かに相談したくとも、私は怖くて誰にも相談できませんでした。

幸いタムシンは私ほど悩んではいなかったようで、自分以外にも声が聞こえている人がいるかもしれないと思うのか、声のことをまわりにも打ち明けて、普段どおりに生活をしていました。

タムシンの友だちのローラの家で、ある日、子どもに聞こえる声についての新聞記事が話題に上りました。「それって、タムシンもよく言っていることよ」とローラが家族に話したそうです。翌日、ローラのお母さんがやってきて、私に新聞記事を読むようにすすめてくれました。記事には、エッシャー先生とローム教授による研究が紹介されていました。それによれば、子どもに聞こえてくる声は感情表出の一種だとする、従来にない考え方が書いてありました。

誰にも聞こえていない声が自分にだけどこからともなく聞こえてくる体験は、一般的に幻聴と言われ、統合失調症の症状のひとつとして知られています。それが、子どもによくある感情表出のひとつであり、決して珍しいものではないとする視点は、私にとって新鮮でした。すべてを精神科の病気に結びつけずにすむと知って、私はやっとホッとすることができました。これまではいくら調べても娘の日常の様子にしっくりくる情報は得られませんでしたし、病気に関する情報を見ても不安になるばかりでした。でも、その記事を読んで、これだ、と直感したのです。

タムシンにはその後も声が聞こえ続けましたが、控えめな態度がまわりにも受け入れられやすかったのでしょう、苦もなく周囲と馴染むことができました。聞こえてくる声ともケンカすることなく、友だちに囲まれて元気に過ごしました。一方で、小学校３年生になっても他の科目は問題がないのに読むことが苦手で、数年かけてもほとんど単語を覚えられず、進級が危ぶまれました。

担任の先生と相談して、夏休みのあいだ、５分間だけ私は文章の朗読につきあいました。そうしたところ、同級生になんとか追いつくことができたのです。頑張ればなんとかできる子だということをその夏に実感することができました。

どうやらタムシンには、国語の授業中、声が盛んに聞こえていたようで、授業になかなか集中できなかったようです。しかし、私たちと一緒の家の中では声に邪魔されることがなかったので、困ることなく読み方を学ぶことができたのでした。

相談先を求めて

その後、タムシンは小学校の通常クラスで学び、友人関係も勉強もうまくいっていたようです。ただ、やはり声は聞こえ続けました。中学校１年生になって、タムシンはようやく、まわりの子と自分との違いに気づいたようでした。ただ、それで声のことを隠すことはしませんでした。まわりの子たちはタムシンの体験に興味津々でしたが、差別することなくつきあってくれました。

とはいえ、声が聞こえることは決して楽ではありません。私は、タムシンの役に立てばと願って情報を調べてみましたが、見つかるのは、たいてい統合失調症や精神病、鎮静剤のことばかりでした。大人である私にさえ理解するのが難しいのに、ましてや12歳の娘にはなおさらです。精神科的な難しい話は彼女に知らせないようにしました。彼女を不安にさせたくはなかったし、自分のことを普通ではないのだと思わせたくなかったのです。それに、声とつきあっていくのは彼女自身です。私たちの考えを勝手に押しつけたくはありませんでした。

とりあえず、声を自分のものにして扱えるようになろう、と彼女を励ましました。ほかの子に手足があるのと同じように、タムシンには声が当たり前のように聞こえていたのです。決して恥ずかしいこと、隠し立てすることではないのだと伝えました。

娘にそうは伝えたものの、誰かの助言や承認が欲しかったというのが私の本音です。タムシンが思春期を迎えたとき、娘を支えられるかどうかは正直言って自信がありませんでした。思春期の多感な時期ですから、聞こえてくる声の程度も強くなって大変になるのではないかと不安でした。

相談先はなかなか見つからず、若者支援センターはなんと10か月待ちでした。何か月も待たされて救われた気持ちになる人なんて、どこの世界にいるでしょうか。ようやく最初の面談を受けて、家族全体で心理カウンセリングを受けることになったのですが、若者支援センターではただ不安になるだけで、一向に改善が見られませんでした。結局は数回で中断になり、とてもがっかりしたことを今でも思い出します。

13歳になったタムシンは一時期状態が悪くなり、この本の著者であるエッシャー先生とローム教授の下で学んだセラピストのところに通いはじめました。私たちは長いことぴったりした治療に巡り合えずに悩んでいましたが、エッシャー先生とローム教授の考え方は私たちも納得いくものでした。

なので、期待と自信を持って娘は治療に臨んだのですが、そのセラピストの先生の言うことは正論過ぎて、いささかタムシンにはつらかったようです。性急に体験を乗り越え変わることを求められたために、タムシンは車で2時間の道中具合が悪そうで、怖がっていました。さらに帰り道では、すっかりぐったりしていました。

セラピストの先生はいろいろなことを教えてくれましたが、タムシンの人柄までは配慮してくれませんでした。面接でもっと積極的に自分のことを話すようにと求められるほど、怖がって尻込みをするようになり、もう無理だと弱音を吐きました。面接に同席することは許されず、娘の様子がわかりませんでした。先生の治療が間違ったものだとは思いませんが、当時のタムシンには向いていなかったのかもしれません。

このまま治療を続けるのは難しいと思いつつ、治療を続けるべきか迷っているうちに、娘が自ら手紙を書いて、中断の希望を自分の言葉で伝えたのです。手紙には、批判的ではなく配慮のある言葉で、誠実な気持ちがちゃんと書いてありました。自分の意志で自分のことを決めるというのは、治療のなかで推奨されていたことです。治療を止める決断を自分で伝えられたことこそ、その成果だと誇らしく思いました。それまでの私は彼女を信じて見守る余裕がなかったのかもしれません。私はその決断を歓迎し、大事なことを娘は学べたのだと確信できました。

タムシンは芯の強い性格で自分に正直でした。なので、声や他人の言うことに影響されて自分の大切な何かを変えることを嫌いましたし、自分の経験から何ごとか学ぼうとしていました。頑なさがある一方で、まわりの子とはうまくやりましたし、まわりのことで不機嫌になるようなことはありませんでした。彼女は自分の意見をしっかり伝えて考え、成長していったのです。

小学校を卒業してから２年間は大丈夫でしたが、声がだんだん勉強の邪魔をするようになりました。３年目になると成績が下がって進級できなくなったのです。そのため転校して学校のレベルを下げる必要がありました。親の欲目で、もう少しやれるのではと期待もしましたが、不安と疲れで娘は限界を迎えていました。

その後に転校したことが結果的に吉と出て、中高時代の残りの数年間をのんびりと過ごしました。転校先では無理をせず、まずまずの成績を残したのです。そして現在の彼氏のサイモンと出会いました。その後の数年間、タムシンの調子は順調で、生活を楽しんでいるようでした。そして声を体験している子どもたちの力になりたいとセラピストをめざすようになったのです。

夢を叶えるためには、専門学校に入り直して、心理士養成コースを修了する必要がありました。そこでタムシンは社会教育学の４年制の通信講座を始めました。通信制は卒業までに時間がかかりますが、自分のペースで学べます。しかし、残念なことに娘が選択した講座内容は目標が漠然としていて、何を努力すればよいのかわかりにくかったようでした。再び声に悩まされ、体調も悪化しました。身体に湿疹ができ、腹痛を訴え、ときどき気を失ったのです。それでも彼女は頑張りました。家で見せる苦しい姿を学校では見せることなく、元気に振る舞いました。そのせいで彼女は相当消耗したようです。クラスのお友だちが頑張っている彼女を応援していましたが、タムシンはそれにすら気づかずに、心と体の調子を悪化させました。

成長した彼女とともに

私はなんとかしてあげたいと、ホームページ上からエッシャー先生の連絡先を探し、娘に直接メールで相談するよう勧めました。何週間か迷っていましたが、娘は先生にメールを送り、毎日返事が来るのを待ちわびていました。先生からの温かいお返事が届き、「あなたの経験を専門家に伝えよう」というトレーニングコースを勧めてくださいました。学校の課題をこなしながらこのコースに参加できるかどうか、娘は非常に迷っていましたが、将来仕事に役に立つかもしれないという期待と、同じ体験をしている仲間と会いたいという期待から申し込み、開催を楽しみに待ったのです。もちろん、私も期待しました。

娘は努力しながら確実に成長しており、それは喜ばしいことでした。たがいの体験を語り合い、理解しあえる仲間を得ることで、自分の人生を見つめなおすよい機会になればと期待していました。また、著書でしか知らなかったエッシャー先生に会うことも楽しみにしていたのです。ただ、残念ながら娘はだいぶ弱っているように見えました。

実際参加してみると、娘には予想以上に心理的負担がかかりました。しんどくてベッドから出られなくなる日もありましたし、もうやめたいと弱音を言う日もありました。つらそうにしている娘に手を差し伸べられないのは親としてとてもつらいことでしたが、娘を信じて、いらぬ口は出さずにじっと待ちました。実はこのときが、彼女を育ててきていちばん苦しい時期だったように思います。

その甲斐あってタムシンは見事にエッシャー先生のトレーニングコースを終えました。大変だったと思いますが、何時間もかけてパソコンの前で自らの体験を書き綴ったのです。その結果、彼女は自分の感情を言葉に変えて表現できるようになり、うまく感情をコントロールできるようになってきました。コースの中で問われるインタビューに答えていくことで多くを学び、成長しました。

今の彼女は自分をよく知り、積極的でうまく自分の考えをまわりに伝えて、将来を決めていくことができます。今後も娘には困難が訪れることもあるでしょう。しかし、私は今回のことで、はじめて彼女に任せて待つことができるようになりました。親として娘を誇らしく思い、ひとりの大人としても信頼できる存在だと感じます。

15

アンの母・カリンの話

アンは私たちの一人娘です。現在は13歳ですが、10歳のころから２つの声が彼女を悩ませるようになりました。彼女が覚えている限りでは、６歳くらいからときどき声が聞こえるようになったそうです。隣町に引っ越したものの、彼女が転校を嫌ったので越境するかたちで元の学校に通っていたころです。９歳になるまで声が彼女を悩ませることはなく、むしろ声と友だちでいることができたとか。

赤ん坊のころはとても可愛くて、かんしゃくを起こすこともなく、とても育てやすい子でした。でも彼女は特異な感覚と才能をもって生まれてきたように思います。思い起こせば、年齢にそぐわないことをよく口にしていました。声が聞こえるようになって、その傾向が強まりました。実は私も小さいころにアンと似た感覚を持っていたのですが、アンほど頻繁に感じていたわけではありませんし、周囲とは異なる感覚について深く考えたことがありませんでした。

ある日、アンが仕事に向かう私の車の後部座席から急に「私がパパとママを選んだのよ」と話しかけてきました。あまりに突然の話に面くらい、なんでそんなことを言うのかと聞いたところ、「だって、私がママのところにやってきたんだから」と答えたのです。

彼女が10歳になったとき、聞こえていた声のひとつが意地悪なものになり、もうひとつの声がアンの味方をするようになりました。２つの声が彼女のやることなすことを巡って対立し、彼女は混乱し恐れるようになりました。声が私や夫、そしておばあちゃんを傷つけるように命じたので、彼女は怯えて、晴れた日でさえも外出を嫌がるようになりました。特にひとりでいるときに、イライラして部屋の中のものを壊してしまいました。

私は以前から、ネット上で娘に聞こえてくる声についての情報を検索していましたが、その多くは役に立つものではありませんでした。そこで、かかりつけのお医者さんに相談し、子どもを専門にしているセラピストの先生を紹介してもらいました。そこでは遊びを通して彼女の強みや自信を引き出す試みがなされました。アンはセラピストの先生にとてもなついたのです。

アンは算数の勉強が大の苦手でした。九九を覚えるのがとても大変で、足し算にも非常に時間がかかりました。このため、算数の個別授業を受けることになりましたが、特別扱いされることを嫌がりました。嫌がる娘に対して、大事なのはよい成績を取ることではなく、できる限りの努力と、試行錯誤なのだと諭しました。一方で、アンは国語が得意で自己表現が上手でした。本当に全部読んでいるのかわからないほどのスピードで次々に本を読み終えました。

このように得意なものがあったのですが、５年生のときの担任の先生は算数のことでアンを馬鹿にして、クラスメートも彼女をからかいました。先生にこういった対応をされたことが、意地悪な声と同じくらいつらかったと、夏休みのある日、彼女は私に打ち明けてくれました。

アンが６年生になったときの担任は優しい男の先生でした。さっそく私はアンに聞こえる声のことを伝え、配慮をしてもらえるようにお願いしました。「そうですか、アンは何か特別な才能があるんでしょうね」と言う先生の反応にとてもホッとしたことを今でも思い出します。担任の先生は、他にも、教育委員会の相談窓口や、似たような問題を抱えている子を扱った経験があるという女性を紹介してくれたりしました。

その後、担当のセラピストの先生が心理検査を受けるように勧めてくれました。私は少し躊躇しましたが、セラピストの先生から「何が困難で算数に支障をきたしているのかがわかれば、対処方法もみつかるはずだから」と言われ、考え直しました。心理検査の結果をもとに、セラピストの先生と学年の先生方が連携をとって教育方針を話し合ってくれました。そして、１学年下のクラスで算数の授業を受けることを校長先生が勧めてくれたのです。しかし、間もなく娘は下の学年の授業にもついていけなくなり、中学校への進学すら危ぶまれるようになったのでした。

死にたいとの訴え

このころのアンは、何度か死にたいと訴えることもありました。声が聞こえることで生き地獄のような経験をしていたのです。ムースとルースという２つの声が聞こえていたのですが、ムースは悪者、ルースはアンを助けてくれる声でした。しかし、このころはムースの声がまさって、ルースもやや娘に対して意地悪になっており、たびたび頭の中で２つの声が会話をしつづけ、夜の11時になっても眠れず、睡眠も浅くなって学業に支障をきたしていたのです。

彼女は徐々に混乱して現実感を失い、被害妄想を抱くまでになりました。食事を用意してあげても毒が入っているのではと訝しがるので、先に私が食べてみせたこともありました。また、自分以外の人や犬までも目が緑に光るロボットなのだという妄想にとりつかれていました。私までロボット扱いです。そんな彼女の様子にショックを受けて、セラピストに相談したところ、よく話を聞いてくれて、アンを落ち着かせてくれたのでした。ただ、状況がひどくなるようなら、お薬が必要かもしれないと言われてしまいました。
セラピストは、アンが自信を取り戻してより強くなれば声は自然に減ってくるはずと励ましてくれましたが、声は彼女の生活をおびやかして、アンから笑顔を奪いました。それでも娘は積極的に自分の体験を周囲に理解してもらおうと努力し、クラスの中で声について話し合ってもらうことを提案もしてきました。私は、理解のない一部の子が彼女をからかうのではないかと心配でした。それで、あきらめるように諭しましたが、アンは自分が信頼できる子には声のことを打ち明けていたようです。
アンは同様の体験をしている当事者と会うことを望んでいました。そこで私は、エッシャー先生とローム教授の研究を思い出したのです。エッシャー先生のメールアドレスがネット上で公開されていたので、メールしてみたところ、驚いたことにエッシャー先生からじかに電話をいただけました。

著者たちとの出会い

これまでの経過と今後の心配をエッシャー先生に相談したところ、家族でエッシャー先生の自宅へ出向き、面接を受けることになりました。夫も参加したことで、アンがどんなにつらい思いをしてきたか、はじめて夫も理解してくれたのです。面接後にエッシャー先生は、アンに聞こえる声について、学校に向けた報告書を作成してくれました。
私は先生のところにいってとても安心し、助かったように感じました。夫もアンのことについては途方に暮れていましたし、私も夫に相談する余裕はなく、それまでひとりでやるしかなかったのです。本当は夫の役割はとても重要でした。

夫は冷静で前向きだったので、私が苦手な日々の生活上の判断をこなしてくれたのです。さらに姉や親友も私を理解してくれました。ローム教授もときどき面接に同席してくれて、「声に生活をふりまわされているうちは、声はなかなか減らないよ」と助言をくれました。アンの強みを引き出すだけでなく、声をコントロールする方法を見つけることが必要だと気づいた私はエッシャー先生に相談して、別の心理士さんを紹介してもらいました。何件かあたったところ、ジーニー先生が親身になって話を聞いてくださり、アンを助けてくれると約束してくれました。

ジーニー先生はアンには特別な力があること、声のせいでこの世界の中の居場所を見失っていること、その居場所を声に譲る必要はないことを伝え励ましてくれたのです。ジーニー先生と助手のルイージ先生はやさしいクラシック音楽をかけながら、目を閉じて足をしっかり地につけて、自分自身を感じることを教えてくれました。２人の先生は、目を閉じるアンのそばにいて、声が聞こえてきたときには一緒になって声をやっつけてくれたようです。面接は短時間でもとても疲れるようでしたが、終わったときには元気が出るよう飴を娘に選ばせてくれました。おかげで帰りの車の中でアンは機嫌よく過ごすことができたのです。

その後、しばらくジーニー先生の面接を続けました。面接では、声がこれ以上悪さをしないように、意地悪な声のムースを狭い牢屋に閉じ込めることにしたそうです。声は反撃して「そんなことをするなら、お前の心臓をとめてやる」と脅したようですが、先生と娘はさらに牢屋のまわりを煉瓦の壁で覆うことにしたとか。その後も声の抵抗はしばらく続き、殺人鬼を送り込んでやるとか、世界の支配者に訴えかけるとかいった内容でアンを怖がらせました。そんなことが本当に起こるわけではないとわかっていても、アンにとっては現実味があり、ジーニー先生という味方がいても怖かったようです。

２か月の面接を経て、ようやく意地悪なムースは永遠にいなくなりました。ある日、ムースが「さあて、次はどんなことをしてほしいんだ？」と聞いたときに、アンは「すぐに荷物を持って出ていって」「二度と帰ってこないでちょうだい」とはっきり言ったそうです。ムースは「そうかい、わかったよ、じゃあな」と言い残して自分から消えたということでした。

そして現在

声が消えただけではありません。彼女が自分らしさを取り戻せたのも重要な変化でした。ある時期から、アンは自分で自分のことを決断できるようになってきたのです。その前の精神保健福祉センターには１年も通ったのに、ジーニー先生の面接は声がなくなるまで全部で９回程度ですみました。私は学校との連携のため、面接をしばらく続けられるようにお願いしました。

今やアンは精神的にも身体的にも成長を遂げています。彼女は学校で「女子のための護身術」のレッスンを３年ほどとりました。どうやらチラシに書いてあった「自分の身を守る」という言葉に惹かれたようです。レッスンとはいえ何かを叩いたり蹴ったりする授業に彼女は最初馴染めなかったようですが、木の板を自分の拳で割ることができたときにはとても自信がついたそうです。現在、彼女は13歳です。女の子らしい生活を楽しんでいます。今までに聞いたことのない明るい大きな笑い声を聞いたときには、どんなに嬉しかったことか。アンの友だちも彼女がとても前向きで明るくなったね、と言ってくれます。具合がいちばん悪かったときにはさまざまな色や形のオーラも見えていたようなのですが、今になっては話題になることもありませんし、私もそれを尋ねることもありません。たまに今でもそういうオーラを感じるようですが、彼女も特に気にならないようです。

今思い返すと、私たちを苦しめたのは、子どもをさいなむ無力感や絶望感、そして見えない敵とそのために生まれる猜疑心でした。心の底から助けを求めていた私は、エッシャー先生との出会いでようやく救いを得ることができたのです。

16

聞こえる声をどう解釈するか

声が聞こえてくることを病気として考えない場合、私たちはどのように解釈するべきでしょうか。この現象は、医学的な観点からさまざまな説明がなされてきましたが、医学以外の視点からもさまざまな考え方が提案されてきています。

たとえば、聖書に目を通すだけでも、声に関する記載が数多くなされています。聖書では宗教的観点から説明をしており、イエス・キリスト、モーゼ、アブラハムはみな声を体験したとされています。アヴィラの聖テレサや十字架のヨハネに代表される、人と神の合一をめざすキリスト教神秘主義者のように、悟りの境地を求めて修行をする人のなかにも声を体験する人がいます。空中浮遊ができるほどの悟りを求めて修行を続ける一部の仏教家も同様です。しかし、悟りの境地を求めることは心を豊かにするためのひとつの手段であり、必ずしもそれが宗教だというわけではありません。

超自然的存在と交信するシャーマンも、同様に悟りの境地を求める霊験を積む修行を行います。厳しい断食と難行を経て、ようやくシャーマンとなる資格を得るわけですが、その過程で声を体験するといわれます。

また社会的な地位が高い人のなかにも声が聞こえた人がいます。たとえば、イギリスとの百年戦争で活躍したフランスの女性軍人ジャンヌ・ダルク、古代の哲学者ソクラテス、著名な心理学者で精神科医のカール・ユング、政治家のマハトマ・ガンジー、ウィンストン・チャーチルも他人には聞こえない声を経験していたとされます。

この本のテーマとはいささか異なるために、シャーマニズムや宗教のなかでのスピリチュアルな体験について、これ以上紙数を割けないのですが、声が生じる過程を考えるうえでは興味深いものです。

低年齢の子どもたちの多くにとっては、声をどう解釈するかなど、大きな意味を持つものではありません。しかし12歳以上の高学年の子たちや両親にとって、体験を客観的に理解して対応できるようになることは重要です。このためにも声の体験に関する解釈のモデルをいくつかここに紹介します。

・16％の子どもが自分の信仰内容と結びついたものだと考えている。
・20％の子どもが幽霊やおばけだと考えている。
・18％の子どもがどこか別の世界と通じていると考えている。
・39％の子どもが自分には特殊能力があると考えている。

特殊能力としての声

特殊能力を誰かが持っていたとしても、それを信じない人もいます。誰しもが特殊能力を持って生まれてくるわけではありません。感じていることすべてが特殊能力によるものではない、という認識が現実的で、常に疑いの目をもってその存在が検証され続けられるべきです。

約40％の子どもが自分には特殊能力があると信じているわけです

が、彼らがそう信じるには何かしらの根拠があります。特殊能力にまつわる体験が周囲から認められるには、一定の条件が必要です。まずは、特殊能力を持つ人が誰かにその体験を伝えられる関係にあること、その体験に関連してなんらかの変化が存在すること、相談した相手がその体験と変化が関係していることを認めてくれることです。周囲が「そういうことは本当に起こるものだ」と言えば、特殊能力の存在を本人は確信するようになります。一方、自分が信じているのに相談した相手が取り合ってくれないと、その人との関係は悪くなるかもしれません。

声を体験している人はとても敏感なところがあり、人の気持ちや表情を過剰に読み取って、他人の感情をまるで自分のもののように感じたり、薄い壁を隔てた隣人の声を自分の声のように感じたりするようです。こういう場合は生活に支障が生じるため、周囲の影響を受けないようにする工夫が必要です。

一部には親戚の霊能力者の叔母さんから学んだという子もいましたが、40%くらいは、誰かから習得したわけではなく、望んでそうした力を手に入れたわけではないそうです。もともとそういう能力を持っていたのだ、と調査のなかでは答えています。

このような特殊能力を持っていても、家庭や学校などでうまくいかない状態が続くと、精神的な混乱や不眠が生じます。それにつれて声の勢いは強まり、より影響をうけやすくなります。たとえば、まわりにどう思われるか気になって狼狽すればするほど、自分が周囲の噂の的になっているのではないかと思い込むようになり、自分が狼狽していることが余計に窮地を招いていることには気づきません。

特殊能力というとらえ方によって、自分のまわりのすべての人が心や頭の中の考えに影響を及ぼしあっているのではないかと声を体験している人は考えるようになります。

宗教的体験としての声

信仰の有無にかかわらず、声が聞こえることを宗教的体験として解釈する人がいます。子どもたちのうち16%がそのように考えているようです。８歳の女の子は、悪いキリストとよいキリストの２人の声を聞いたことがあると教えてくれました。

宗教は何世紀にもわたってあまたの人々の生活に導きを与えてきました。教会は信者からのあつい信頼を受けながら善悪の判断を求められてきました。宗教の存在意義はそのような導きにあります。たとえ教会の存在がなくなったとしても、人々の心の中で善か悪かについての迷いは常に生じるものです。そのために宗教の存在は必要です。また、ひとつの信仰のもと、信者の間には結束感が生まれ、精神的な成長を得ることもできます。つながりがなければ、私たちは日常で生じる善悪の判断をひとりでするしかなくなってしまいます。人は病や離別、死といったストレスがかかる状況におかれると、自分より大きく揺るぎない存在に精神的救済を求め、霊的な世界とのつながりを感じようとします。このように、宗教的思想は救いや悟りを求める人々のニーズから生まれています。宗教は人々が感じる霊的な体験をもとにこの世に生まれてきているのです。

声を体験している場合、自分の体験していることが周囲に理解され、受け入れられるには、その体験を言葉にして語る必要があります。宗教は体験を言語化し生活のなかに取り入れる役割を果たしています。

さらに、宗教活動では、実在するかしないかは別として、死後の世界をテーマに話し合い、死の恐怖を分かち合います。声を体験している人の多くは死に対する不安を抱えており、その不安を話し合うことを望んでいます。特に子どもはその不安に圧倒されることも多く、死にまつわる質問をいくども投げかけることがあるでしょう。

調査においては、約３分の１の子どもが祖父母や親戚、友だちの死をきっかけに声が聞こえるようになったと回答しています。

宗教的体験や霊的体験は科学的に実証したり、量的に計測したりすることが難しいものです。体験したことがなければ、まったく理解できないものですので、多少なりとも体験をしたことがある人から話を聞いて理解していくしかないでしょう。宗教的思想のおかげで、守られる人もいるのです。もしも神様の存在や死後の存在をまったく信じない集団のなかで声を体験している人が暮らしていれば、声について話題にすることもできないままつらい孤独感を味わうことになってしまいます。

体験を正常範囲としてとらえる

声を体験しているのはたった８％の子どもだけです。そのうちの多くは生活上さして困っていません。しかし家族にとって、自分の子どもに声が聞こえていること自体、「何かの病気に冒されているのでは？」と案じる十分な理由になります。声の体験は一般的にみられる感覚的な偏りと言っていいのですが、全員が感じることではないがゆえにやっかいで、西欧の文化圏では恐ろしいことと考えられる場合が多いようです。

一方で、たとえばアフリカの文化圏では、霊魂が死後しばらく地上にとどまり、生きている者に助言をすると考えられています。霊魂と交信ができる能力がある人は、祈禱師として村のなかで崇められます。スリランカやインドネシアでも同様です。またインドでは、声の内容は前世の出来事に関連していると輪廻転生の教えに基づいて多くの人が信じています。

40％の子どもが声のことを、おばけとか幽霊とか、あるいは別の世界からやってきた生命体であるとか説明します。もし子どもたちがそういった解釈で納得していて、特に怖がっていないようであれば、大人が怖がって騒ぎ立て、子どもを怖がらせるようなことがあってはなりません。子どもの語りを受け入れてゆっくり話し合いましょう。

ただし、声の存在が恐れられ、文化的に受け入れられていない西欧文化圏では、子どもが相談しようとしても、家族がそれを拒絶することもあるでしょう。すると、子どもも自分の体験を否認するようになり、声とのつきあい方を学ぶ機会を失ってしまいます。子どもは、大人が自分の話していることを信じて親身になって相談してくれるかどうか、相手の態度や言葉を通して判断しています。

ここまでさまざまな解釈のモデルを紹介してきました。子どもに声が聞こえていることを親が知ってどうすればよいか迷ったとき、どんな解釈でもよいから声がなぜ聞こえてくるのか冷静に考えてみましょう。声が聞こえる人もいれば、聞こえない人もいること、その内容も人それぞれであること、声と共存している人もいれば、苦しんでいる人もいるということ。

大事なのは、声とどうつきあうか、それぞれが多種多様な方法を見出せるようになることです。決してお医者さん任せにしてはいけません。主治医は支援をし、疑問に答え、投薬をしてくれるかもしれません。でも、声によって生じる困難や苦痛に立ち向かうのは当事者である本人と家族であって、主治医ではありません。薬を出されているような場合、それが何に効果があるのか主体的に話し合って、漫然と続けることのないように主治医と協力関係を築くことが勧められます。調査に参加した子どもたちの多くは、自らの体験が困難なことではあっても、少なくとも何かの病気であるという認識はしていませんでした。そんな子どもたちのほとんどが数年の経過のなかで回復し、声のことなど忘れてしまったかのように生活しています。

まとめ

私たちが行った80名の声を体験する子どもたちの調査では、それぞれの体験はみんな異なったものでした。また、その語りも断片的で、声の聞こえる世界すべてを表現してくれた子もほとんどいません。さらに、経過を経るにつれて、その解釈や説明も変わっていったのです。家族はどう理解したらいいのか悩んでいましたが、当の子どもたちは家族ほど悩むこともなく日常生活を送っていました。

声を体験すること自体は正常範囲のことです。声にまつわる病的状態とは、声に圧倒され、コントロールを失った状態のことを指します。声を体験していない人もいるので、そういう人に説明するには、なんらかの解釈が必要です。その解釈があってはじめて何が起こって何に困っているかを伝えることができるのです。ここまで説明してきたさまざまな解釈はそのためのものです。

約半数の子どもたちは特殊能力の存在を信じていて、まわりの人たちにもそれなりに受け入れられていたようです。受け入れられ、困ったときに周囲に助けを求められる環境こそが、子どもたちの回復のために大切な要素なのです。時間が経つにつれて、問題の中心となっていた声のことは忘れ去られ、子どもたちは、声よりも、大事な友人やスポーツ、学校活動を楽しめるようになります。受け入れられなければ、葛藤を抱え続けて、声への対処の仕方を学ぶことすらできません。

17

精神医療が果たすべき役割

ここまで書いてきたように、声の内容は多種多様であり、声が生じる背景もさまざまです。声によって苦しむ人たちを救う治療法もひとつだけではありません。

いくつもの声に何年も苦しめられている人もいれば、ちょっとした声が数週間聞こえる程度でおさまってしまう人もいます。声の支配に怯える人もいれば、声とよい関係を保っている人もいます。声の言うことに盲従して、本気で悩む人もいれば、無視したり、反論したりできる人もいます。

以下に、医療者のもとを訪れる子どもたちの様子を少し紹介します。

ラヒーナは14歳のときに学校のすすめで両親に連れられ、病院を緊急受診しました。彼女は急に様子が変わり、ひきこもりがちになり、不適切な場面でにやにやと笑ったり、理由もなく急に泣き出したりするようになったそうです。受診したとき、霊魂が家の壁をすり抜けて出入りし、ときに自分の体の中に入ってくると訴え、その声が聞こえたり、姿が見えたりするのだと言いました。
シャルロットは10歳のときに父親と病院を訪れました。父親は若いころから声を体験しており、医師から統合失調症の診断を受けていました。シャルロットは頭の中で自分を痛めつけろと命令する男の声に従って刃物で自傷するようになりました。しかし、彼女は声が聞こえていることを家族に隠していました。娘が自分と同じ病気にかかることを恐れる父親を気遣って打ち明けられずにいたのです。
17歳のクリスは祖父母と同居中です。数週間のうちに急に外出しなくなり、何かにとらわれた様子になりました。よく眠れず、学校にも行けなくなったのです。頭の中で金切り声が聞こえるようで、それは子どものころに父母から受けた恐ろしい虐待の記憶を呼び覚ましました。
サマンサは16歳までは友だちにも恵まれ、楽しく学校生活を送っているように見えました。ところが、最近は自分の腕を引っかいて傷つけるようになりました。「お前は嫌われ者だ」と繰り返す声が聞こえると母親に打ち明けたため、母親と病院を受診しました。
ここに紹介したさまざまな声の体験について、なんらかのストレスの産物ととらえるのが一般的な医学の立場です。ストレスへの対処の仕方次第で、その後の経過が変わります。この章では、声を体験する子どもたちに専門家が行う説明のもととなるとされる科学的根拠について考えてみましょう。

精神医学の観点から

通常、「声が聞こえる」体験はひとつの精神医学的症候としてとらえられ、「幻聴」という専門用語で定義されます。それ以外の症状や健康だったころから現在までの経過が整理され、診断され、治療方針がたてられます。
ここまで「声」と記述してきた現象について、精神医学の専門用語である「幻聴」という言葉で説明していきましょう。

医師が「幻聴」と表現すれば、間違いなく、それは異常な体験なのだと人は考えることでしょう。幻聴という表現は、統合失調症を代表とする重篤な精神疾患に直結するイメージがあります。しかしながら、親しい人と死別したり、身体の病気になるなど、ストレスがかかると一般の人でも幻聴を生じることがあります。正常と病気の境には連続性があるのです。幻聴や幻覚を生じる精神病性の疾患は精神医学のなかでも長年研究されてきた領域であり、脳の神経伝達物質の不均衡によって生じ、それを是正するために薬物療法が必要であると一般的には考えられています。

とはいえ、幻聴が起きるメカニズムは、これまで述べたような単純な医学モデルでは説明しきれません。医療者が幻聴は脳の機能異常の結果で起きているのだという説明にこだわりすぎると、患者さんとの関係によい結果をもたらさないという報告が数多くなされています。

精神医学分野では、発展途上国の統合失調症患者は、先進国の患者と比較して病状が悪化する例が少ないことが知られています。なぜそういった差が生じるのかはまだ十分解明できていません。さらに、1970年代から30年間にWHOが実施した調査では、欧米諸国と比べ、それ以外の国々の統合失調症者の再発率は低いことが報告されています。

この結果は慎重に解釈する必要があるものの、医療施設、薬、十分な医学教育や研究といった医療資源に恵まれた地域が、恵まれない国々よりも、なぜか社会的困難を抱えた患者を生んでいるように読み取れます。幻聴があったり、その影響を受けたりすることは異常だとか危険だとかみなされがちな西欧圏の先進国で先端的な治療を受けるより、寛容な態度で見守ってもらえる地域や家族などのよりどころのほうが重要なのかもしれません。

リード博士らは2006年に統合失調症への偏見についてまとめてお

り、幻聴が脳の神経伝達物質の異常によって起こるという医学的な理解が近年の先進国の人々のあいだに広く浸透していることを紹介しています。しかしながら、医学的な理解が浸透すればするほど、大衆にはネガティブな偏見が生まれるおそれもあります。特に統合失調症という病名には悪いイメージがあるようです。アンガーマイヤー博士とマッチンジャー博士が1990年から2001年のあいだにドイツで精神科患者への偏見について調査したところ、統合失調症をはじめとする精神病性疾患が生物学的背景によって生じているという理解が浸透するほど、統合失調症患者とかかわりたくないと考える人が多くなる傾向にあることを報告しています。

医学モデルでの説明は周囲の偏見を助長するだけでなく、当事者にも回復不可能な病にかかったという偏見を生む可能性があります。たとえば、自分が脳の病気にかかっているという「病識」を持つことが、低い自己評価や絶望感、自殺や抑うつのリスクに関連しているという報告や、このような病識が日常生活や経済状況、職業に関する低い満足度と関連しているという報告もあるのです。当事者が困難な状況に陥っているときに病者の役割と治療を受け入れるよう励ますよりも、当事者の偏見を軽減して自信を回復させることがより重要だということがこれらの研究結果から読み取れます。特に先進国では偏見の軽減を優先することがよりよい結果をもたらすことが予想されます。

過度な医療偏重は偏見を助長し、孤立感や無力感、劣等感を生むことになります。タンザニアのザンジバルにおいて人類学者のマックグルダー博士が行った統合失調症患者の家族研究があります。現在のタンザニアではイスラム教が主流ですが、地域によっては憑依霊信仰が根強く存在しています。博士は、この研究で、むしろ憑依霊信仰が病者と家族や親類との結束をうながし、社会的に受容される効用を持っているのではないかと指摘しています。イスラム文化と融合し、コーランの言葉が黄色の文字で記されている器を使って病者に家族が飲み物を飲ませて回復を願う慣習もあるようです。

憑依霊思想はその他にも思わぬ社会的効用が認められます。ザンビアの統合失調症患者は症状がおさまった場合に健康証明書を発行してもらえます。一時的にでも家族の中で役割を果たし健常者として人生を送ることができるのです。病が外的な力によって起こるという考え方のおかげで、遺伝病のように自分にはどうもできない病にかかったという絶望感を感じることはなく、それが自分にできることを探す力につながります。

その他の精神医学的視点

ここまで述べてきたように、幻聴は病気の症状であり、薬物療法が有効であるという考え方が一般的です。しかし、幻聴が生じる背景について、それ以外の精神医学・心理学的な解釈の仕方もあります。たとえば、心のトラウマ（傷つき）と幻聴や幻覚などの精神病症状との強い関連を示す報告があります。心理社会的なストレスに反応して幻聴が生じるという考え方です。もうひとつは発達の偏りによって生じるという考え方です。ただし、この説はまだ本格的な医学的議論の対象とはなっていないようです。

幻聴という現象は多様な観点から考察することが必要です。当事者のロン・コールマンは、自らの体験を精神医学的に解釈されることで、逆に混乱したといいます。当事者の著作はいくつもありますが、いずれも幻聴の内容にきちんと着目しながら、それがその人にとってどのような意味を持つのかを考え（たとえば、特にトラウマ的な体験であるとか）、回復のヒントを見つける過程として精神科治療や心理治療を位置づけています。必ずしも声を除去しようと躍起になる必要はなく、幻聴のあるなしにかかわらず、その人なりの人生をうまく送れるように一緒に考えていくのです。

1996年にマリウス・ローム博士は幻聴体験者を統合失調症群、解離性障害群（心の傷などのストレスによって記憶や身体の感覚、意識が途切れてしまう病状）、正常群の３群にわけて検討し、３群それぞれの幻聴体験の内容に大きな差異が認められないことを示しました。たとえ幻聴が聞こえていても、精神科で診断を受けるほど生活に支障をきたす人がすべてではないということが明らかになったのです。死者の霊や精霊と交信ができるシャーマンに代表される祈禱師は神から与えられた特別な能力をもつ人として地域のなかで敬われ、社会的地位を与えられます。このような文化を持つ国々では、幻聴体験は病的とみなされません。近年はさまざまな視点での知見が蓄積されることで、幻聴が正常な人でも体験するものであることが知られるようになりました。

若い人たちの体験について

マックギー博士は一般人口を対象に調査を行い、ときどきでも幻聴や幻覚を体験している子どもは約８％存在すること、そしてなんらかの精神科診断に該当するものは1/3にとどまることを2000年に報告しました。さらに2002年に本書の著者であるエッシャーは、幻聴が聞こえる子どもたちの診断が、統合失調症のような精神病性疾患だけでなく、不安障害、うつ病などの気分障害、偏頭痛、心の傷つきにより生じる解離性障害など多岐にわたっていることを報告しています。

エッシャー博士は平均年齢13歳の80人の子を３年間にわたって追跡し、子どもたちの60％で、幻聴や幻覚、妄想などの精神病様の症状が消失したことを明らかにしています。その一方、こうした症状が行動や情緒に影響し、苦痛を感じていた子どもたちは、「患者」として、なんらかの専門家の支援を受けていました。

児童期に幻聴や幻覚、妄想などの精神病様の症状を経験する子が辿る経過についての2000年の報告によると、ポールトン博士が761

人の11歳の児童を26歳まで追跡したところ、自己申告でなんらかの精神病様の症状を訴えた子どもは、そうでない子に比べて約16倍、将来的になんらかの精神病性疾患に罹患しているリスクが高かったそうです。ただし、その実数は761人のなかでもごく少数でした。

このように、子ども時代に幻聴や幻覚を体験することは珍しくはなく、その一部に、成長しても幻聴や幻覚などの症状が続いて、成人期に精神病性障害として診断される人が存在することがわかっています。

薬物療法について

インスリンショック療法や脳の一部を切除するロボトミー手術など、非人道的な治療が精神医療で行われた歴史があります。当初は奇跡の治療法として世間に紹介されましたが、当初発表されたような効果はなく、むしろ危険性が伴うことがわかった途端、臨床場面からは姿を消しました。

精神医療において子どもに薬物療法を行うことは賛否両論があります。それは多くの薬物が子どものために開発されたものではなく、基本的には適応外使用だからです。しかしながら、この20年間は、薬によって精神障害が回復するという楽観主義的な考え方が精神医療関係者のあいだに広く浸透しています。そのため、医師は気軽に処方を行い、患者は気軽に薬を内服するようになりました。

しかし精神医療で薬物療法が中心的な役割を担うようになった理由をもう一度批判的に吟味してみると、製薬企業によるマーケティング活動が、薬物療法が行われやすい現状に影響を及ぼしていることがわかります。製薬会社の利潤追求の姿勢と精神科医の個人的関心が合致することで、市場原理に基づいて精神医療に薬物療法が浸透していったのです。

身体的疾患とは違って、精神疾患は客観的な検査で診断が決まるわけではありません。医師の判断によるところが大きいため、処方を受ける患者数を増やそうと、製薬会社は疾患の存在と薬物の必要性を広く訴えるという方針をとります。若者の行動や情緒に問題が認められれば、何かしら脳の異常に基づく疾患が隠れている可能性があるから診断と治療を受けよう――医療関係者と一般市民に向けて、そう促すことで、自社の製品が売れるよう仕向けるのです。その活動は、研究への資金提供や医師への情報提供、患者さんや家族への疾患教育資材の提供、家族会への資金援助などさまざまです。

ただし、薬物療法に対する過度の楽観主義の原因を、こうした製薬会社の利潤追求の姿勢にばかり求めることはできません。影響を受ける医師の側にも原因があります。本来児童精神科の医師は、医学、心理学、社会学、小児科学、文化人類学などさまざまな分野への理解と深い造詣が求められます。しかし、複数の領域にまたがる分野を行き来しつつ研究成果をあげるよりも、単純に薬物による反応を実証するような生物学的精神医学の成果のほうが、医学的な業績をかせぐには魅力的で、その誘惑に駆られる医師も少なからず存在するのです。

このように幻聴、幻覚、妄想などの精神病状態と呼ばれる状態の治療に際して「抗精神病薬」を用いるのが一般的です。しかし、これを子どもたちに対して用いる場合、留意点がいくつかあります。ひとつは適応となる状態が曖昧であること、もうひとつは副作用が薬の効果を上回って患者さんに不利益が生じる可能性があることです。

たとえば、抗精神病薬は自閉症の攻撃的行動に対して適応を取得しており、攻撃的行動が深刻であり、薬物療法以外の選択肢がない場合に使用すべきとされています。批判的な観点から検討すると、医師が未熟で早々に薬物療法以外の選択肢をあきらめる場合に安易に薬物療法が行われやすいこと、深刻な攻撃的行動と薬物療法を必要としないイライラ程度の状態は区別が難しいことなどが問題点としてあげられます。さらに、抗精神病薬の一般的な副作用である鎮静や体重増加などの副作用に関する吟味が不十分なまま、たった8週間の臨床試験を根拠に適応取得に至っているのも問題です。

もうひとつ例をあげましょう。過去にアメリカで行われた8歳から19歳の統合失調症もしくは統合失調感情障害の患者さんを対象とした8週間の大規模多施設研究（TEOSS研究）があります。この研究で、オランザピン、リスペリドン、モリンドン（日本未承認）という3種の抗精神病薬について治療効果や副作用が比較されました。この3つは比較的よく使われている薬です。治療効果は、臨床家の改善度の印象と、精神病症状テストで20％以上が軽減したかどうかで判定されました。

ところが8週間のうちに、児童思春期の患者さんの約半数が効果不十分か副作用のために薬物療法が中止になりました。オランザピン群は平均6.1kgの体重増加があり、他にも臨床的に有意な心電図異常、脂質異常、糖代謝、肝代謝の異常をきたしました。このため、オランザピン群の試験は早々に中止となっています。残りのリスペリドン群、モリンドン群でもアカシジア（身体や足のムズムズ感）やプロラクチン（乳汁分泌ホルモン）の高値という異常が起こりました。この2群は試験を残りの1年継続したのですが、最終的に試験を終了できたのはたったの10％の患者さんだけだったのです。

幻聴や幻覚を生じるような異常をきたした脳の状態を薬理学的作用で修正できるという考え方が薬物療法の根拠となっているわけですが、先ほどのTEOSS研究の例で示したように、医学的診断がつくほど重度の幻聴体験で苦痛を感じているハイリスク群の患者さんに対しても、生物学的精神医学中心主義の治療を続けることを裏づける根拠は十分ではありません。

薬はいったい何に対して効果があるのでしょうか。精神科患者さんに薬を使うとき、医師の考え方には2通りあります。ひとつは、薬物によって病気を制圧するという考え方です。うつ病を治すには抗うつ薬を、精神病状態を治すには抗精神病薬を処方します。もうひとつは薬で精神状態を緩和するという考え方です。たとえば、被害妄想によって生じた苦痛や恐怖感を緩和させるために、薬の鎮静作用を利用するというものです。

医師が病気を治そうとして処方をし、患者さんが薬によって自分が変えられてしまうのではないかという懸念を抱いている場合、治療関係はうまくいきません。医師は効果を妄信せず、生じる可能性のある副作用にも冷静に目を向けなければなりません。精神科で処方される薬は、難病の特効薬や糖尿病患者のインスリンのような必須薬とは異なります。気持ちの落ち込みや怒りといった感情のコントロールや、もしくは耐えがたいほどの興奮状態のコントロールの補助程度に薬物療法をとらえるのが妥当です。

医師は患者さんがたとえ子どもであっても、具体的に困っていることを話し合い、数日間眠れないことをどう考えるか、被害妄想によるイライラをどう鎮めればよいかと、一緒に考えることが必要です。そして、薬物療法を補助として行うかどうかを一緒に決められるとよいでしょう。また薬を使うとしても、少ない量で問題をやり過ごすまでの一時的な期間だけ用いるくらいの治療姿勢が大切です。

医師と患者の治療的な関係

この章ではさまざまな研究結果を示しながら、幻聴という現象を過度な医学モデルで説明することや薬物療法を第一選択とすることは避けるべきだと述べてきました。近年は精神療法の安全性や効果が実証されるようになり、さらには患者と医師の信頼関係があれば、特定の精神療法の効果よりも数倍も治療継続の効果が高いということまで言われています。これは精神療法の基礎となる信頼関係構築の技術が小手先の技術より大事だということを示しています。

医師にはいかに病を治療するかではなく、どのように患者さんと問題を解決していくかという態度が必要です。医師、心理療法家、そして患者さんと家族がどのようにすればうまくいくのかという答えは簡単には出せません。しかし、少なくとも医師と患者さんがどのようにして意味のある時間を共有するのかが非常に大事です。それにより希望や信頼が育まれ、当事者である患者さんや家族にとって重要な課題が明らかとなり、回復に向けての対話が生まれます。

このような視点は医師が診療をするうえで欠かせません。当事者が生きてきた歴史と信念を尊重し、強い信頼関係を作っていくことほど大切なことはないのです。

（担当／サミ・タミミ）

付録

Young People Hearing Voices

What you need to know and what you can do

18

聞こえてくる声の歴史

歴史をさかのぼれば、古代エジプト、ローマ、バビロン王朝、チベットやギリシャの人々は声を体験していたことが知られています。人々は神聖な場所を訪れたときに、神のお告げのようなものを聞いていました。のちになると、人々は神とのつながりをもつ聖職者を通じて、啓示を得ていたと思われます。

紀元前には、ソクラテス（469-399BC）が声を体験していたという記述があります。彼は悪魔の声を聞いていたとされますが、その声を価値あるものとして役立てていたようです。またアリストテレス（384-322BC）は声について、夢が生じるメカニズムと同じものだと考察していました。

声はさまざまな宗教にも見られます。たとえば、キリスト教ではイエス・キリスト、イスラム教ではムハンマド、クエーカー教のジョージ・フォックス、モルモン教のジョセフ・スミスなど主要な宗教の開祖者は皆、声を体験しています。その他にも、中世ドイツの修道女ヒルデガルド・フォン・ビンゲン、中世スペインのカトリック教会の修道女アヴィラのテレサ、イタリアの修道士アッシジのフランチェスコ、そして特に有名なのがジャンヌ・ダルク（1412-1431）です。ジャンヌは、王太子シャルル７世を助け、当時イングランドに占領されていたフランス領を奪還せよという神の声を聞いたとされています。その神の声に従い、フランス軍を率いて百年戦争の重要な戦いを勝利に導きましたが、のちに捕虜となり、異端の判決を受けて処刑されてしまいました。

ルネサンス

このような宗教と声の体験との結びつきが変わってきたのは、ルネサンスや宗教改革の時期に、それまで軽んじられてきた個人や人格といったものに価値が見出され、当時教会が持っていた人々への影響力が弱まってきたころからです。ルネサンス以前は、病気に対する考え方は占星術や錬金術に基づく、現代からみれば根拠のないものでした。それが、ルネサンスの時期に古代文化への復興運動が進むと同時に、人体への興味関心も高まります。たとえばレオナルド・ダ・ヴィンチの人体図は有名です。またベルギーのヴェサリウスは、ヒポクラテスの教えを発展させた紀元２世紀頃の学者ガレノスに学び、解剖学を志したことが知られています。研究を進めるためにヴェサリウスは当時ローマ・カトリック教会が禁じていた人体解剖を行ったのです。そして、女性は男性よりも肋骨を１本多く持つとか、心臓は人間の心の中枢だとかいったキリスト教を背景とした俗説を否定しました。

この時代は長らく信じられてきた天動説をコペルニクスが否定し、「地球やその他の惑星が太陽の周りを回っている」と考える地動説を唱えた時期でもあります。神の教えが覆ることを恐れた教会は支配力を強めるために、ヨーロッパ全域で異端者を摘発する宗教裁判を続けることになります。宗教裁判はローマ教皇のルキウス３世が

1184年に始め、約600年に渡り続きました。この裁判で異端者とされると、火あぶりや絞首刑など残忍な刑に処せられたため、人々はこれを大変恐れました。声について告白することは命にかかわることだったのです。これに対して中世スペインのアヴィラのテレサは、宗教裁判に告発される修道女を守るために、声を心の病のひとつとして説明し、病者に責任能力はないと主張しました。このように、声に対する医学的な説明は、政治上の必要性から生まれたものだったのです。

啓蒙思想

さらに声についての考え方に影響を与えたのが16世紀の啓蒙思想です。イギリスの名誉革命やフランスの大革命の背景にある考え方で、世界には何らかの根本法則があり、それは理性によって認知可能であるとするものです。人間の理性の力で超自然的な偏見を排除しようとする運動のなかで、科学的に理解できるもの、非科学的なものが区別されるようになったのです。この啓蒙運動の中心のひとりがデカルト（1596-1650）です。彼が『方法序説』の中に記した「我思う、ゆえに我あり」という言葉はあまりにも有名でしょう。この言葉は内なる意識の発見と位置づけることもできます。この時期から心の問題が身体から独立した研究対象として扱われるようになったのです。

科学の進歩と同時に、科学用語も整理されていきました。1572年にスイスのルートヴィヒ・ラヴァターが「幻覚（hallucination）」という言葉をはじめて用いました。さらに時代が進み、フランスの精神医学者のエスキロールが正常と狂気の連続性について論じました。どこまでが健康で、どこまでを病の領域とするのかは現在も議論され続けている問題です。

20世紀へ

その後、19世紀後半から20世紀のはじめにかけては、精神疾患は生活環境によって誰にでも生じうるものとされていました。心理学的な背景を重視し、精神衛生の向上を唱えたアメリカの精神医学者アドルフ・マイヤーが代表的です。

一方で、同時にドイツの精神医学者クレペリンとブロイラーがこれに強く異を唱えました。心理学的モデルで精神疾患を説明することは非科学的であると主張し、精神疾患が生物学的な背景によって生じるものと考えて、類型化する必要性を唱えました。この考え方が台頭するにつれ、精神疾患を語るうえで当事者の生活背景はあまり重視されず、病は脳の機能異常によって生じるものと考えられるようになりました。こうした生物学的精神医学の考え方は現在まで続く主流となっています。

精神医学者シュナイダーは統合失調症の主要な症状に幻聴体験を位置づけました。自分の考えが大きな声として聞こえること、2つ以上の声が自分について話していること、自分の行動や考えについて注釈する複数の声が存在することを特徴的な幻聴体験としました。これは統合失調症という病気を特定するうえで役立つ視点でした。現在も精神医学で採用されている診断基準である精神障害の診断と統計マニュアル（Diagnostic and Statistical Manual of Mental Disorders: DSM）では、このシュナイダーの考え方が踏襲されています。

近年の研究では、声を体験している人は一般の人のなかに一定数存在し、統合失調症と診断された人と比較して、聞こえてくる声の内容には差がないことがわかってきています。また児童思春期では、統合失調症だけでなく、うつ病や不安障害、偏頭痛、心的外傷体験やそれに引き続く解離反応、離別や喪失体験によっても声を体験し、医療受診をしていない子どものなかにも声を経験している子が存在することがわかっています。

実はDSMは現在に至っても未成熟な診断基準であり、何千人もの精神科医に対するアンケート調査からコンセンサスを得てできあがっているもので、科学的根拠をもとになりたっているものではありません。DSMによって声を体験している人に診断をつけていけば、多くの人に不適切な障害のレッテルを貼ることになりかねないのです。

19

マーストリヒト・インタビュー調査結果

①声の聞こえ方について（N=80：以下同じ）

頭の中だけで聞こえる	67%
耳から聞こえる	33%
昼夜問わず聞こえる	27%
日中だけ聞こえる	73%

②声以外に感じるものについて

周囲には見えないものが見える	65%
声が聞こえる時に何かが見えている	39%

③声の数について

1種類だけ	21%
2～5種類	37%
6～10種類	17%
10種類以上	20%

④声の性質について

30〜40歳の男性の声	60-70%
同じ人の声	70%
名前のある声	40%
知らない人の声	66%
父親の声	3%
母親の声	1%
兄弟姉妹の声	2%
祖父の声	3%
祖母の声	3%
死んだ人物の声	3%
自分の声	5%
学校の先生の声	1%
友だちの声	1%
エイリアンもしくはコンピューター	4%
その他（ロボット、幽霊、亡霊、怪物）	10%

⑤声の態度

友好的	25%
攻撃的または不快	50%
中立的	25%

⑥声の頻度

月に１〜数回	3%
週に１〜数回	20%
毎日	60%
１時間おき	13%
ときにより頻度は変動	17%

⑦声が聞こえるきっかけ

特定の場所（家や学校など）	52%
特定の活動時（宿題をしてるとき、遊んでるときなど）	44%
特定の時間帯（週末もしくは就寝時など）	38%

⑧声が聞こえているときに起きる感情

不安である	70%
腹が立っている	54%
悲しい	50%
孤独である	49%
疑心暗鬼になっている	40%
迷っている	46%
不幸せだと思っている	36%
罪悪感がある	35%
疲れている	29%

⑨声が聞こえているときのストレス状況

誰かの死に直面したとき	23%
家族と険悪な雰囲気になっているとき	10%
両親が離婚したとき	6%
転居したばかりのとき	3%
学校の勉強についていけないとき	9%
転校したとき	7%
いじめにあったとき	3%
性的被害にあったとき	4%
長期入院もしくは健康問題を抱えたとき	4%
不気味なものを目撃したとき	3%
失恋をしたとき	1%
妊娠中絶をしたとき	1%
麻薬をしようしたとき	1%

特段の誘因なし	14%

⑩声による行動への影響

	1年目（N=80）	2年目（N=57）
怖れる／怯える	78%	42%
混乱する	66%	54%
喧嘩が増える	52%	32%
集中できなくなる	63%	35%
宿題が手につかない	38%	19%
叱られることが増える	42%	21%
本当は望んでいないことをしてしまう	54%	46%
どこかにいなくなってしまう	15%	7%

⑪声に関する解釈

自分だけが持っている特殊能力である	39%
お化けや幽霊である	20%
異空間や宇宙からやってきたものである	18%
神様のお告げである	16%
病気である	3%
その他（人形やロボットの声など）	20%

⑫声との関係

ただ聞こえているだけである	48%
声の言うことを拒否できる	37%
声を呼び出すことができる	30%
声が怖くて言いなりになってしまう	19%
声よりも優位な立場を保てている	42%

⑬声へのイメージ

	1年目 （N=80）	2年目 （N=57）
ネガティブなイメージがある	63%	59%
ポジティブなイメージがある	17%	24%
ときによる	20%	7%

⑭声への対処方法

気分転換をする	17%
声を追いはらう	15%
無視する	15%
声の言うことに耳を傾ける	13%
本を読んだり、テレビをみたりする	12%
誰かと一緒にいる	10%
声に文句を言う	10%
別なことを考える	9%

訳者あとがき

本書の著者であるサンドラ・エッシャー博士とマリウス・ローム教授はオランダのマーストリヒト大学の社会精神医学を専門とする精神科医です。

ここまで本書で紹介してきた「声」を、精神科医は「幻聴」と呼んでいます。しかし、そうした声が聞こえる人は、実は数％も存在すると言われています。にもかかわらず、これまで声について語り合うことはタブーとされていました。２人は、1990年以前から、そのことについて問題提起し、ヒアリング・ボイス・ムーブメントを20年以上も続けてきています。幻聴という医学用語を使わずに「声(Voices)」と呼んで、声とそれにまつわる人生経験について、当事者同士が語りあい、問題解決策を探るという活動です。その一環として、メディアに出演して声が聞こえる子どもたちやその家族の生活や経過を紹介し、偏見解消に努めてきました。

声は、思春期までのあいだに10％程度の子どもたちが経験する、比較的ありふれた体験です。しかしこれまで、その詳細は明らかではありませんでした。そこで２人は、相談に訪れた声が聞こえる８歳から19歳の子どもたち80名を対象に、体験や生活の詳細を３年間追跡したのです（マーストリヒト・インタビュー）。

この調査によって、子どもたちの体験する声の60％が３年以内に聞こえなくなることが明らかになりました。また、声を体験する人は、声が聞こえてくるきっかけを熟知していて、生活ペースを乱されないよう工夫していることがわかりました。さらに、声の聞こえる人がそのせいで不安になったり、気分が沈んだりしないように支えてあげることのほうが、専門的な治療よりもはるかに大切であるとわかったのです。

本書はこのマーストリヒト・インタビューの結果をもとにして、当事者である子どもと家族が、声に対してどのように向き合えばよいのかを紹介してくれています。

同じように日本でも、三重県津市の一般中学生約5000人を対象にして大規模な調査が行われています。2008年に発表されたこの調査によれば、声が聞こえる子どもたちは、欧米の調査と同様に、8％程度存在していることがわかりました。さらに、声が聞こえている子どもたちは、声が聞こえていない子どもたちと比べて、自分で自分を傷つけたり、死にたい気持ちを抱いていたりと、精神的な不調をきたすリスクが高いこともわかっています。

この結果から、周囲の人に聞こえない声が聞こえるといった体験があり、精神的な不調を抱えている子どもたちを早めに見つけて、必要があればすみやかに精神科医療の受診をうながそう、という考えが強調されるようになっています。

残念なことに、日本の教育指導要領では精神保健教育の実施を求めていません。そのため、心の不調について学校現場ではほとんど扱われておらず、精神疾患への偏見も根強いままです。

本書の著者たちが行っている当事者活動に近いものとしては、北海道浦河町の「べてるの家の当事者研究」が有名ですが、まだまだ途上で、全国的に広がるまでには至っていません。当然のことながら、子どもたちが聞こえてくる声について気軽に相談できるような環境はまだ整備されていません。

最近になって、ようやく一部の学校現場で、「心の不調は誰にでもあるので、困ったことがあったらお医者さんに相談してみよう」というメッセージが子どもたちに向けて発信されるようになりました。ただ、本来なら、医療受診を勧めるよりも前に、当事者がどうすればよいのかが示されるべきでしょう。それに、せっかく子どもと家族が専門医療機関を訪れても、「声が聞こえて困っている」という子どもの訴えに対して投薬の必要性を説くだけに終わってしまう医者も少なくありません。

自らの体験を、どのように考え、どう対処し、どう周囲の援助を求めるべきか、当事者である子どもたちとその家族それぞれへのヒントになればと思い、本書を訳すことにしました。翻訳に際しては、共訳者として、境玲子先生、浜田恵子先生にご協力いただいています。また、日本評論社の小川敏明様にもご協力いただき、わかりやすい内容になるよう心がけました。

本書は大きく、当事者である子どもたち向けのセクションと、家族向けのセクションの２つで構成されています。それぞれ関心のあるところを、まずは読んでみていただければと思います。もちろん、精神医療や教育福祉など、子どもにかかわる支援者にとっても役立つ内容だと思います。

声にまつわる体験は人それぞれです。当事者にとってぴったりあてはまる助言もあれば、まったく参考にならない話もあるかもしれません。それぞれの立場で役立つ内容を本書より拾い上げ、活用していただければ幸いです。

藤田純一

●著者紹介

サンドラ・エッシャー

バーミンガム大学地域精神保健センター名誉研究員、Intervoice 共同代表。精神科医。1945年オランダ・ハーグ生まれ。マーストリヒト大学にて社会精神医学を学んだ後、マーストリヒト精神保健センター主任として、夫であるマリウス・ローム教授と幻声を体験する人々の研究に従事。

マリウス・ローム

バーミンガム大学地域精神保健センター客員教授。精神科医。1934年オランダ・アムステルダム生まれ。1974-1999年、マーストリヒト大学社会精神医学教授を務める。

●監訳者紹介

藤田純一（ふじた・じゅんいち）

横浜市立大学医学部附属病院児童精神科診療科部長補佐。児童精神科医。1975年生まれ。2000年に千葉大学医学部卒業後、横浜市立大学附属市民総合医療センター、神奈川県立こども医療センターを経て、2015年より現職。

●共訳者紹介

境玲子（さかい・れいこ）

精神科医。横浜舞岡病院。

浜田恵子（はまだ・けいこ）

臨床心理士。地域療育センターあおば。

まわりには聞こえない不思議な声
——中高生のための幻声体験ガイド

2016年5月25日　第1版第1刷発行

著　者　サンドラ・エッシャー、マリウス・ローム
監訳者　藤田純一

発行者　串崎 浩
発行所　株式会社日本評論社
〒170-8474　東京都豊島区南大塚3-12-4
電話03-3987-8621［販売］-8598［編集］
振替00100-3-16
印刷所　港北出版印刷株式会社
製本所　井上製本所
装　幀　銀山宏子

ISBN 978-4-535-98438-7